老子的正言若反、莊子的謬悠之說……
《鵝湖民國學案》正以
「非學案的學案」、「無結構的結構」、
「非正常的正常」、「不完整的完整」，
詭譎地展示出他又隱涵又清晰的微意。

曾昭旭教授推薦語

願台灣鵝湖書院諸君子能繼續「承天命，繼道統，立人倫，傳斯文」，綿綿若存，自強不息。蓋地方處士，原來國士無雙；行所無事，天下事，就這樣啓動了。

林安梧教授推薦語

喚醒人心的暖力，煥發人心的暖力，是當前世界的最大關鍵點所在，人類未來是否幸福，人類是否還有生存下去的欲望，最緊要的當務之急，全在喚醒並煥發人心的暖力！

王立新（深圳大學人文學院教授）

人們在徬徨、在躁動、在孤單、也在思考，希望從傳統文化中吸取智慧尋找答案；另一方面是割不斷的古與今，讓我們對傳統文化始終保有情懷與敬意！依然相信儒家仁、愛之說仍有益於當今世界。

王維生（廈門篔簹書院山長）

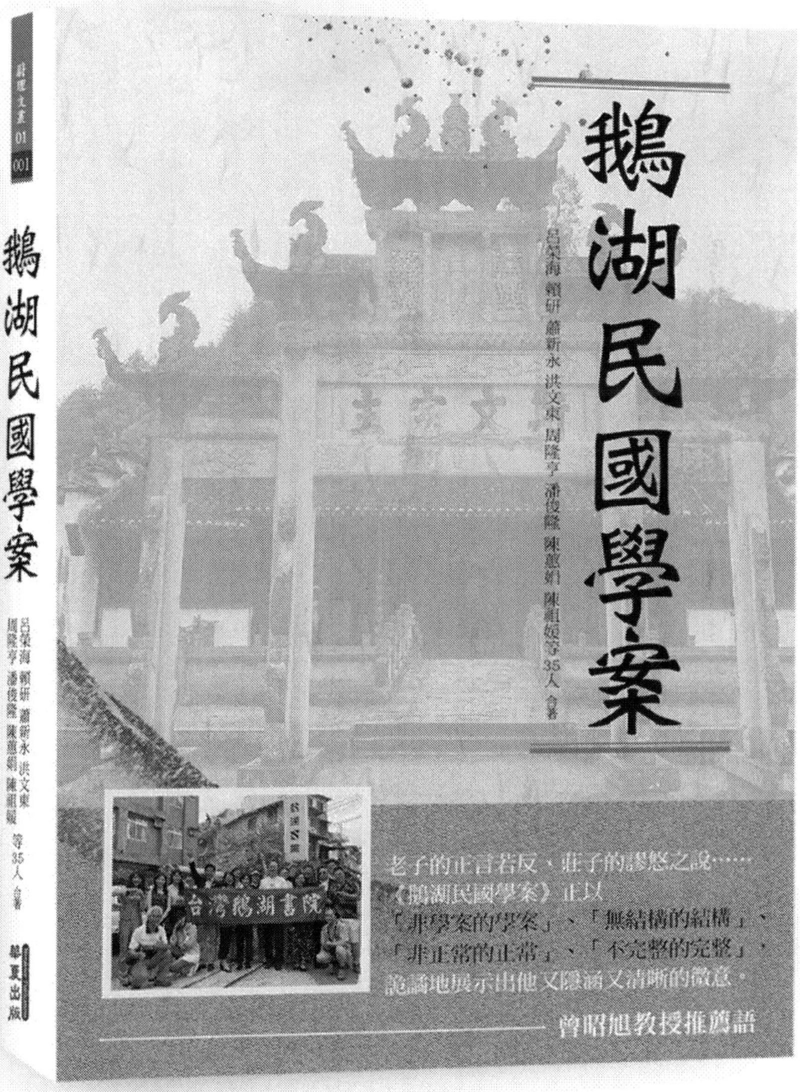
鵝湖民國學案
呂榮海 賴研 蕭新永 洪文東 周隆亨 潘俊隆 陳蕙娟 陳祖媛等35人 合著
台灣鵝湖書院
老子的正言若反、莊子的謬悠之說……
《鵝湖民國學案》正以
「非學案的學案」、「無結構的結構」、
「非正常的正常」、「不完整的完整」，
詭譎地展示出他又隱涵又清晰的微意。
曾昭旭教授推薦語
華夏出版

身心同修

疾病是堵出來的

楊中武、韓謹鴿——著

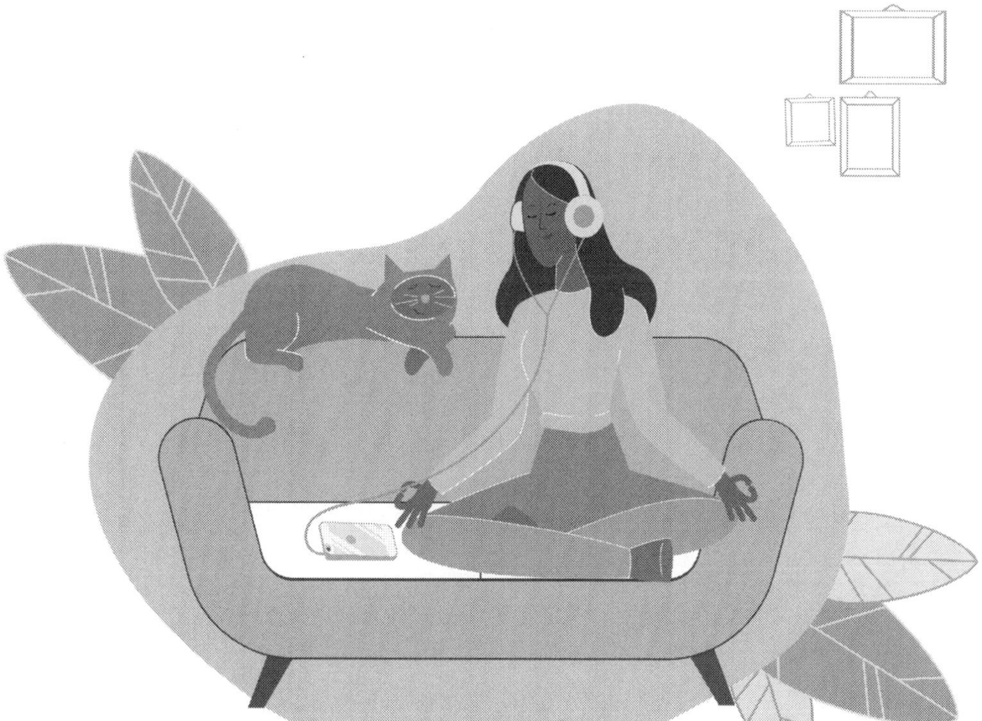

每一種疾病的產生都是有其原因的，

更重要的是，我們還可以用一些簡單、易行、有效的方法，
來最大程度地阻止、預防大部分疾病的產生和繼續，
並獲得長久的健康。

前言
我願與你一同翻開生命的新樂章

我出生於中醫世家，祖上世代種植中草藥。媽媽曾對我說，我是一個早產兒，並且出生在冷風中的草堆上。因此，我從小體弱多病，總是發高燒、流鼻血。為此，媽媽吃了不少苦，在我六歲之前，她幾乎帶著我看遍了所有的醫生。

童年的記憶中，除了經常四處看病之外，媽媽還經常會把自家種下的草藥，送給那些身患疾病的人。也許是因為耳濡目染，每天圍著這些中草藥轉，慢慢地我開始對植物產生興趣。

那是令我記憶深刻的一天，強壯的爸爸像個大英雄一樣，從抗美援朝的戰場上回到了家中，他的歸來，讓家裡的所有人，都沉浸在愛國的光榮和親人團聚的喜悅中。不過，這樣的喜悅並沒有持續多久，不知出於何種原因，爸爸回來後便開始拉肚子，而且嘗試服用了很多的藥，始終都沒有效果。

半年的疾病折磨，讓在戰場上英勇殺敵的爸爸，失去了往日的雄風，見到他日漸消瘦，家裡的人也都生活在惶恐和不安當中。記得那是一個春天的清晨，爸爸和往常一樣，躺在醫院的病床上接受治療。突然，他拔下了插在手腕上的針頭，狠狠地將葡萄糖藥瓶扔到了窗外……

爸爸失望的表情，給我留下了深刻的印象，而我也可以感覺得到，當時他所背負的壓力之大。

令人沮喪的日子，就這樣一直持續著，直到有一天，在一位病友的建議下，爸爸食用了一種草藥，結果他的病竟然慢慢康復了。這件事情的發生，更加引起了我對中草藥的好奇。於是，在讀大學時，我便順理成章地報考了植物專業。

走入社會後，因為一些原因，我並沒有繼承祖業，做一名中醫，而是隨著改革開放的熱潮，加入了下海者的隊伍。

令我沒有想到的是，在投身於生意場後，僅用一個星期的時間，我就賺到了人生的第一桶金——八萬塊人民幣。八萬元，這在當時可不是一筆小數目。「巨大」的收入，讓我感到無比的興奮，我迫不及待地用一萬三千元，為自己買下了只有大老闆才有資格拿的「大哥大」，同時也找到了內心強大的自信。接著，我開始瘋狂的做事業，我用四十二萬元，為自己買下了人生中的第一輛別克汽車。記得當時常州市的計程車，每天二十四小時的跑，每年能跑二十五萬公裡，而我在買車的第一年裡，就跑了十三萬公里。回想那段時間，我真的可以用忙的不要命來形容自己。早飯在杭州吃，午飯在蘇州吃，晚飯又來到了江蘇徐州。

因為每天忙著跑項目，當時的我，不小心把自己小時候的經歷，通通拋在了腦後。我以為自己能吃能喝能睡，又很年輕，身體是絕對沒問題的。可後來發生的一連串事情，將我帶入了失望和痛苦之中。

親屬先後患病。堂哥被檢查出患有肝硬化晚期，沒有辦法醫治，在他四十幾歲的時候離開了人世。當我得知這個消息之後，媽媽對我說，表哥的爸爸也是這個年紀走的，是遺傳。兩年以後，我這個堂哥的妹妹、我的堂姐也離開了人世。剩下一個小堂哥，在不久之後也患了肝病，他接受了肝臟的手術。手術後，我的媽媽去醫院看我的這個小堂哥，小堂哥絕望地看著媽媽說：「阿嬸，我真的不應該去開刀，我真的是被開刀開死的。」結果，第二天，小堂哥也走了。

堂哥堂姐的媽媽還健在。當八十多歲的老人，看見自己三個孩子先後離開人世之後，整個人已經崩潰，她聲嘶力竭喊著：「該死的不死，不該死的一個個都走了……。」堂哥堂姐的奶奶已經九十多歲了，老人跪在地上用頭撞地：「這是怎麼了，我們家這是怎麼了？」而就在此之後沒多久，另外一個親屬也走了。早已經受不起打擊的老太太就此一病不起，最後也離開了人世。

這些事情過後，那一幕幕令人心痛的畫面，始終浮現在我的腦海裡。當時，我的心理也不由自主地產生了一種疑問：「難道這個世界上，就沒有辦法醫治好他們的病嗎？他們能活著該有多開心？」接著，我便不由自主地想起了在我小時候，一個大伯爺總是會幫別人挑水，那個大伯爺是這個外婆的先生。我在想，他這麼好心的一個人，為什麼遇到那麼多不幸的事情，好人真的有好報嗎？

後來，我的爸爸生病了。

在蘇州趕往南京的高速公路上，我接到了姐夫打來的電話：「你好像得回來一趟，爸爸舊病復發了。」聽到爸爸舊病復發，我突然想起了六年前發生的一件事……

當時是正月十五，我從外地趕回家陪著爸爸、媽媽過元宵節。當我回到家的時候，爸爸正在發高燒。「爸，為什麼會發燒，是不是血壓太高了。」我並不知道爸爸為何生病。而當時，爸爸正在接受衛生院的免費治療；因為爸爸是抗美援朝戰場上的戰士，所以可以享有免費醫療的待遇。我們都以為是血壓高引起的高燒，可是連續三天的治療，爸爸的血壓始終沒有降下來。後來我發現，爸爸的嘴巴開始歪曲。我突然意識到：不好了，一定是腦子裡的問題。我們立刻把爸爸送到了縣人民醫院。結果不出所料，恰恰就是腦梗塞。

當得知診斷結果的那一刻，我真的快要瘋了。我只有一個想法，那就是立刻衝回家，把那家衛生院給砸了：「嘴巴都歪了，還在當高血壓治療……」面對我的火氣，善良的媽媽勸我，說：「算了，算了，發火也沒用的。讓他們好好治療就好了。」我從小很聽媽媽的話，這次，我還是按照媽媽說的做了。

後來，我一直把爸爸送到了浙江省中醫院。而在接下來的六年時間裡，爸爸始終沒有走出醫院的大門。

接到姐夫的電話後，我準備調轉車頭往家趕。而就在這個時候，姐夫又打來了電話：「你必須回來了，爸好像挺不過去了。」

我是家裡最小的孩子，爸爸退休的時候我剛十歲。當時，二姐在上初中，大哥在工作，大姐已經出嫁了。所以，雖然我小時候很有個性，但是爸爸卻非常喜歡我，印象最深刻的是在我小時候，他總會帶著我掃雪。我們一直都是最親近的……

我情不自禁地回想起以前的事情。當我回到家的時候，那些過往的經歷，更是不停地湧現在我的腦海當中。我回憶起爸爸和我的點點滴滴。他生病了都不會多吃一顆藥，一個徹徹底底的共產黨員。當我從回憶中走出來的時候，我才突然感覺到一種說不出的痛：「我現在有能力了、有錢了，可以報答爸爸了，可是他卻離開了……」

我真的無法接受眼前發生的一切：「都說好人有好報。我行善。賺了錢以後，我修了橋、修了路、修了涼亭，我希望爸爸可以長壽，可為什麼是這個樣子呢？」

我想不通這究竟是因為什麼。究竟是人們出了什麼問題，還是環境出了什麼問題，還是醫學出了什麼問題。難道就只是腦梗塞、只是中風，就真的沒有救了嗎？難道我們家要像堂哥、堂姐一樣走那樣的路嗎？那未來是不是我也會得中風走掉了呢？

這個時候我下定決心，當我爸爸的後事處理完之後，一定要為自己做一個全面的健康體檢，並搞清楚這一切的發生究竟是為什麼。

那時我的事業正做的風生水起。我每天在項目的山上一走就是五公里，每天穿壞一雙布鞋，每天汗流浹背。打開我車子的後備箱，是一大箱批發來的布鞋。我每天就是過這樣的生活。而爸爸的離世，觸動我不斷向自己提問：「假如我再這樣幹下去，即使是金商銀商又如何呢？」我覺得自己應該停下來，思考一下人生究竟是什麼？

而後，我去了澳大利亞，我想看一看國外是怎樣的，是否可以讓自己長長見識。沒想到，在這期間發生的一件事，對我產生了從未有過的影響。記得那一天，我感覺到身體不適，便來到醫院醫治。我發現澳大利亞的病人很少，醫院裡的人很少，醫生也很少。一位非常有耐心的醫生接待了我，他足足問了我兩個小時的話，從每個方面來了解我的病情，直到我把自己可以想像得到的、所有和疾病有關的問題，講給這位醫生聽以後，他才肯為我開了二個藥片，並且在我離開的時候，他還叮囑我，如果離開醫院後，我的病情沒有加重，是可以不吃那兩片藥的。我被這位澳大利亞醫生震驚了，那段時間我思考了很多……

後來，我和我人生中的恩人、貴人李老師去了美國，並先後到哈佛大學、西點軍校、瑞德大學、耶魯大學等著名學府，向諸多優秀的老師們學習，我還有幸被邀請到紐約市長的家裡做客。李老師還給我引見了很多醫藥協會的專家和朋友，經過向大家學習和交流，我除了收穫了受用一生的知識外，讓我感到興奮的是，在那次學習的過程中，我還神奇地發現了，除了疾病本身以外的一些東西，給我們的身體健康所帶來的傷害。接著，我又去了日本，向更多醫學界的專家，探求更多的知識。

回國以後，我停下了所有的產業，決心潛心研究關於健康所有問題。

當時的我身體很胖，並且開始出現胸悶、心絞痛的狀況。於是我走進了醫院，做了體檢。最後，專家建議我住院檢查。

我懷著忐忑的心情走進了住院部，當推開病房門的那一刻，我突然產生一種很不舒服的感覺。我看見和我住一間病房的病人，是一位老太太和一位大伯子。而和他們一番對話後，我變得更加緊張了。他們一個說自己心臟裡的起搏器壞了，要重新換一個；另一個則說要重新做心臟搭橋（編按：裝支架）。

我真的被嚇到了，即使我拚命地說服自己，「我沒事，我還年輕，我的心臟不會有問題的」，但是圍繞在我心頭的那種恐懼，仍舊像自己的影子一樣，甩也甩不掉。

在煎熬中，我終於等到了體檢的那一刻。那次體檢的經歷，真的是我一輩子都難以忘記的「痛」。我接受了醫生的麻醉，並且是全身麻醉。接著，我感覺到一根類似於金屬絲的東西，順著我手臂上的動脈往往身體裡插，當時，我內心充滿了恐懼，倒不是因為疼，而是因為我真的不知道，醫生要給我檢查什麼……

記得在昏昏欲睡當中，我無助地問醫生怎麼樣，可醫生的表現讓我感到更加的無助，他面無表情地對我說了四個字：「還好、還好。」

我躺在體檢室的床上，心裡只有一個想法：「如果我今天能從這裡走出去，我一定要好好愛護自己的身體。我再也不讓自己家人擔心受怕。何況還有四十一歲時生我的老媽媽呢！假如我能夠走出去，我一定什麼事情都不幹了，我一定要把自己調理的健健康康的。」那一刻，我突然悟出了一句話：「假如我不重視健康，那一定是痛苦不夠、代價不高，甚至是無知的表現。」

體檢結束後，醫生給了我很多意見，但是我放棄了治療。

後來，我又被檢查出患有脂肪肝、前列腺增生。接著我無意間開始吃素，同時大量閱讀有關於健康方面的書籍。而就在這時，令人心痛的事情再次發生——媽媽患了帕金森氏症。在接下來的日子裡，我便開始陪著媽媽四處求醫問藥，我們從中醫看到了西醫，從縣醫院看到了省人民醫院，最後還是失望而歸。

功夫不負有心人，就在我一籌莫展的時候，我遇到了生命當中的又一個貴人。我記得很清楚，在我見到這個貴人的時候，她對我說我是一個有使命的人。可早已被疾病打擊的體無完膚的我，卻乾脆地回答說，我不懂什麼叫使命，我只要健康。

接著，意想不到的事情發生了，在我將媽媽送到這位貴人那裡，調養了半個月之後，媽媽的病居然奇蹟般地康復了。

我真的不敢相信，眼前發生的這一切是真的。我帶著媽媽看了那麼多的醫生，都沒有醫治好媽媽的病，而這位貴人居然幫助我實現了心中最大的願望。這讓我重新燃起了對於健康的信心。於是，我如獲至寶一般，向這位貴人請教醫病的方法和秘訣。也許是我的態度打動了這位貴人，她給了我一些書，還介紹一些師傅給我認識，讓我去學習。

從此，我便開始了忘我的求學和拜師之路。我永遠記得我的一位禪宗師傅——歸一尚師。歸一尚師是因為癡迷太極拳而出家的，他打起太極拳來陣陣生風。我問歸一尚師健康的秘訣是什麼。他回答說：「你只要把人體結構弄清楚就好了。」

我去拜道長為師，我問道長健康的秘訣是什麼。道長回答說：「恐懼，你把恐懼拿掉就好了。」

這些大師給我講的只有一句話。我都似懂非懂。而當我就此求助於我的貴人的時候，她也只是簡單地對我說：「你照著做就對了。」

後來，我不斷地學習、不斷地研究。從西醫到中醫，從中醫到自然醫學，在從自然醫學學習到巫醫，我發現巫醫是心理學的治療，是一種潛意識的治療。而就在這段終生難忘的學習過程中，我發現我的身體慢慢地好轉了、康復了。接著，我又非常有幸地得到多位大師的傾囊相授，學習了很多先進的健康理念，和鮮為人知的健康奧秘。由此，我也產生了將更多的愛和健康帶給世人的想法。於是，經過一番努力之後，《紅楓園》、《生命樂章》便誕生了。

《生命樂章》課程的開辦，令我感到吃驚。在通過一段時間的調養後，我居然有幸幫助諸多曾經和我一樣飽受疾病折磨的學員，改善了健康狀況，治癒了一直以來困擾著他們以及親人的疾病。因此，我也對我所做的事情，產生了更強的信心。我開始四處演講，參加文化交流會公益活動、《女人秀》健康養生講座，舉辦了義烏企業家健康養生講座和《生命樂章》會員秘訓，走進了杭州社會福利院、衢州江山中心小學，把更多的健康傳向了社會的每一個角落。我也有幸接受了CCTV華人頻道的專訪，接受了著名主持人海濤的專訪，並與曹可凡、舒中勝等名人，一起出席了企業家健康高峰會，為香港影視巨星洪金寶先生，提供了特別調理建議……

時至今日，《生命樂章》已經開辦到一一九期。而在每一期的課程中，每當我看到學員們擺脫疾病、重獲健康的時候，我的內心當中都有一種難以用語言來形容的富足。也許是因為自己過去的種種經歷，我真的把人們的健康看的特別的重。所以，每每這種喜悅出現時，我還是偶爾會想起我患病過程中的種種經歷，以及那些因病逝去的家人和親人們。我想，如果我可以回到從前，如果當時的我能夠和現在一樣，我一定可以幫助他們擺脫疾病、收穫健康、翻開生命的新樂章……

楊中武
二〇一二年四月於杭州

導讀

能成為楊中武老師的學員，是一件特別幸運的事情，在他《生命樂章》的課程上，我不僅收穫了身心的健康，也對「健康」二字有了新的認識。但是，更讓我感到興奮的是，這次，我又以一名出版人以及作者的身分，走進了《生命樂章》，將那些可以引領我們獲得健康的奧秘，以書籍的方式，傳遞給更多的讀者朋友。

這是一本很「神奇」的書。讀這本書，可以讓我們在走進自己內心深處的同時，將身體的每個方面都調整得更好。並且，我們還會發現，原來每一種疾病的產生，都是有其原因的，更重要的是，我們還可以用一些易行有效的方法，來最大程度地杜絕任何疾病的產生，並獲得永久的健康。

這本書一共分三章。在第一章中，楊中武老師向我們講了一個關於「絆腳石」

的故事。他說：「當我們遇到生命當中的『石頭』的時候，我們會做出不同的反應：有的人會從石頭上跨過去；有的人會踢開它；有人會繞開它；還有人會退回來。你遇到這塊『石頭』時所應對的方式，就決定了你未來的人生。」我們的健康也是同一道理，當我們遇到疾病的時候，當我們準備花更多努力，去獲得健康的時候，我們選擇用什麼樣的態度去應對，往往就直接決定了，我們是否可以得到良好的結果——我們是否具備正面的信念？我們是否能夠突破內在的恐懼？我們該如何運用我們的情緒？我們又該如何分辨大我和小我的存在？這些深入心靈的話題，都一環一環地緊扣在我們身心的健康之上。我們可以在這一章中，找到這些問題的真正答案。

在第二章中，我們會發現我們的身體原來是那麼的神奇，他本來就是一個非常偉大的「醫生」，他其實是可以做自我療癒的，而醫生事實僅僅是他的助手而已。「我們身體是借來住的，我們只擁有使用權，沒有擁有權。」這也是我們可以在第二章當中學習到的內容。讀完這本書後，我們會愛上我們的身體，我們會懂的如何去關愛、照顧我們的身體，讓我們的身體為我們提供更優質的「服務」。你會感悟到「你對你的身體負責，你的身體才會對你的健康負責」的深刻道理。

除此之外，你還可以學習到很多調解身體、遠離疾病的方法。你會明白為什麼人可以一個月不吃飯，但是卻不能三天不喝水、幾分鐘不呼吸。你會知道身體究竟是由什麼而組成的，又是什麼決定了我們生命的品質。你還可以學習到透過改變我們的肢體動作，來改善我們心情以及健康的方法。你會知道，溫度對於我們的身體而言，將會產生決定「生與死」的作用，等諸多足以影響我們一生的奧秘，並且掌握這其中的健康真理。

一定要用心去讀的是第三章。在這一章中，你會看到真實的案例：胃癌專家為什麼會患上胃癌，並且最終失去了寶貴的生命。在這背後又隱藏了那些不為人知的健康奧秘。你會明白病不僅僅是由口而入，那些我們看不到、摸不到東西，往往會對我們的健康，造成更大的危害。你甚至還可以得到一些「永保年輕」秘訣。你會明白「世界有你、沒你是不一樣的」的道理。你還能夠掌握創造愉快、喜悅的工作環境的有效方法，讓你人生中的每一個方面都朝著幸福、快樂的方向發展。

如果你能將這本書從頭到尾認真地讀完，你會發現一個偉大的祕密，那就是人類完全可以透過自我療癒的方式，來實現恆久的健康的。如果你沒能真正掌握這其中的奧秘或是有任何的疑問，你可以聯繫楊中武老師，或者到我的博客http://blog.sina.com.cn/80nana去坐坐，提出問題。我們非常願意盡其所能地去協助你解決問題，將一份健康、幸福與快樂帶給你！

韓娜

二〇一二年四月於北京

Contents

Contents

Contents

上 篇

「心」的旅程

信念就像種植於土壤中的種子，它會根據土壤而發芽；種什麼種子，結什麼果。

心靈的思想，就是心靈的信仰，而信仰的規律是心靈的規律。勿信「有害」的念頭，要相信潛意識深處的無限潛能，相信它的引領如同媽媽的懷抱一樣安全……

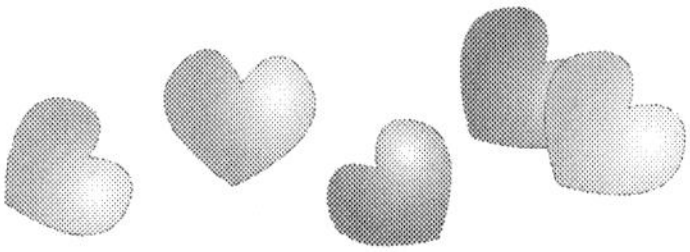

第一樂章　思維、記憶與健康

昨天的記憶，左右著今天的思維，今天的思維，決定了明天的結果。

你是否有這樣的經驗：對當下的某一次思考和行為感到熟悉，彷彿曾經發生過。你知道這是為什麼嗎？你有沒有這樣的經歷：在你很小時的時候，因為被鄰居家的狗狗咬過一口，因此今天的你無論遇到多麼可愛的小狗，都不會去抱抱它，甚至會遠遠地躲開它？

你可以認真思考一下，你目前所遇到的問題，那些令你恐懼、不開心的東西，是不是和你小時候發生在你身上的一些事情有關？

聽過楊中武老師課程的人都知道，在他每次開始演講之前，會提起「存童真，六歲心」這六個字。很多人都會對這六個字有印象，但是很少有人會真正讀懂這其中的含義。

為了讓我們由心地發生改變，可以讓我們將健康的種子，永久性地植入到我們體內，楊老師建議我們保持六歲的心，把思維調整到平靜和純淨的狀態，不要被過去的種種經歷所影響，才可以真正享受當下的人生。

為了讓我們能夠更充分理解其中的含義，楊中武老師還舉了這樣一個例子：

在我們很小的時候，我們行走在一條路上，走著、走著，遇到了一塊攔在腳下的石頭。當我們遇到這塊石頭的時候，我們停住了腳步，然後開始思考：我是從石頭上面踩過去，還是繞開或者是退回去呢？

不同人在面對這塊石頭時，會做出不同的反應。而這些人此時做出的反應，其實就是在無形中，構建一種新的思維模式。接著，隨著類似事情的重複發生，這種思維也就會慢慢地根植於他們的思想中，成為了一種習慣，以至於在他們今後的人生中，在遇到相似的事情、需要做決定的時候，便會做出相同的反應——我的病是遺傳的，遺傳的病是無法根治的；我媽媽很胖，等我到了我媽媽這個年紀，也一定會和她一樣胖；我身邊的人都被生活中的種種問題所困擾，這就是人生啊……

我們都希望永遠保持健康，但問題是，我們真的相信自己可以永遠健康嗎？當你遇到疾病的絆腳石時，你會做出怎樣的反應？是堅定不移地踩著它、邁過去，讓它成為你健康的墊腳石，還是悄悄地繞過去或選擇退卻？這真的很重要。因為任何事情的發生、任何奇蹟的產生，都源於我們以什麼樣的思維模式來思考問題，形成什麼樣的思維習慣，用什麼樣的行動去應對問題。

因此，獲得健康的第一步，就是要改變我們的思維，而改變我們思維的唯一方法，就是消除我們大腦當中的負面記憶，將那些對我們造成傷害，和總是引領我們負面思考的記憶，從大腦裡清除掉。

小時候，我的身體很虛弱。為此，父母對我呵護有加。記得當時父母最常和我講的一句話就是：「小蘭，你的身體狀況不如別人，一定要多加小心。」聽了父母的話，我對疾病關注的特別多。以至於在我長大以後，當身邊的人感冒了，我便非常擔心自己會被傳染；氣溫忽冷忽熱，我會擔心自己的身體吃不消。我覺得自己比任何人，都懂得照顧自己的身體，但是令我感到不解的是，在我周圍的人當中，健康狀況最差的那個人卻是我。

我的奶奶和我的媽媽以及我的舅舅，都患有一種疾病，他們到了四十歲以後，左腿就會出現踮腳的症狀。雖然媽媽沒有直白地對我講，那是家族的遺傳病，但是因為我親眼所見，所以，在我長大了以後，突然有一天開始為這件事情擔心。我害怕自己會遺傳這種病症，有一段時間，我甚至在做夢的時候，都會夢見自己和媽媽一樣，一瘸一拐地走在路上。這種擔憂讓我整個人都處於痛苦之中。我每天都在祈禱，不要讓這悲劇發生在我的身上。

一直以來，我都無法接受我生命中的每一個男人。尤其在我的初戀結束以後，我更是對全世界的男人都失去了信心。我不知道我為什麼會這樣想，我覺得所有的男人，都不會一輩子忠於任何一個女人，沒有任何理由。我就是不相信男人是可以讓女人託付一生的。因為在我十幾歲的時候，我曾看見媽媽躲在房間裡偷偷地哭泣，並且她對我講，我的爸爸和其他的女人在一起了。我無法想像，我勤勞、樸實的爸爸，居然會做出這種事，而其他的男人又會好到哪裡去呢？

楊中武老師曾說：「他可以透過觀察一個人的行為，而看到這個人的童年。」也許你會覺得這有些神奇，但是如果你能夠領會這篇文章中的含義，你就會明白，其實你也可以像抓住一根長長的線一樣，順著你的某種行為，向你的內心深處探索，如果不出意外，走著、走著，你就會看到五年、十年、二十年、三十年、五十年前的你，正做著和現在一樣的事情，一模一樣，分毫不差。

不只是童年，每時每刻的記憶，都會影響我們的思維模式。比如：就在十分鐘前，你的一位好朋友打來電話，對你說他剛剛看完了《生命樂章》這本書，書的第九章、第三自然段裡，寫了一段影響他一生的話。那麼，現在你是不是不由自主地記住了朋友的話。本來你是想一章接著一章地讀完這本書，那麼現在你會不會換一種想法，先去到第九章，看看那是怎樣的一段讓朋友如此激動話，以至於他專門給你打電話，分享他的閱讀心得。無論什麼事情、無論時間長短，只要它在你的大腦中產生了記憶，就會對你日後的行為造成影響，而童年的記憶只是藏得比較深，我們不容易去發現它。

堅守過時的觀念，對現實漠然置之，把產生於童年時期的觀念和反應，不恰當地轉移到成年的世界，這是導致我們不快樂、不幸福、不健康主要原因之一。要牢記：一個人的思維源於一個人的記憶。記憶無時無刻、不斷地進入我們的體內，它對我們的人生有著巨大的影響。我們必須對此做出決斷，要告訴自己：過去不代表未來，昨天是「不幸」的，可是今天和明天卻是快樂的。要永遠保持一顆「六歲」的心，活在當下。這樣我們才能夠將那些原本就屬於我們的健康和幸福，始終留在身邊。

第二樂章　信念的力量

想像力和主觀的感覺（視、聽、觸）的結合，能夠產生康復的結果。治療取決於一種自信的期待，它表現為一種強有力的心理暗示，作用於潛意識，從而釋放出治癒的無窮威力。而在治療的過程中，也同樣依賴於一種確定的、正面的心理狀態。通俗來講即是「一定會康復的信念」。

記得楊中武老師曾講過這樣一個案例：

那是我記憶深刻的一天，我接到了一個引起我深思的電話。電話是我的一個好朋友打來的，他傷心、無奈地對我說，他的妹妹前一天還好好的，第二天卻突然離開了人世。朋友的家人面對這突如其來的不幸，感到無比的傷心，同時讓他們感到不解的是，為什麼會發生這般奇怪的事情。逝者究竟是意外，還是自發性的離去，誰都弄不清楚。

當我得知這個消息後，我突然產生了一個很深的感悟，這也是我一直以來關注的焦點之一：「人類最具破壞力的三個信念是：無助、無愛、無價值。」當一個人活著沒有希望的時候，他往往會「生不如死」。因此，他也就會「放棄」生命。

「無助、無愛、無價值」所產出的危害，不僅限於健康，它對於我們的人生，也發揮決定性的作用。在《生命樂章》一一九期的課堂上，一位學員在楊中武老師的引導下，道出了他內心的痛楚。

他說在他上大學的時候，是一個有激情、有夢想的人，他每天所接觸的人，也都是校園裡的領導者和幹部，他經常會和一些對未來充滿期待的人聊得熱火朝天，並且每一顆細胞中都充滿了創造力，就等著畢業後成就一番事業。

但是，事情並沒有如他所願。畢業後，他進入了爸爸的公司，做起了一份自己並不喜歡的工作。一開始，他會將自己對工作上的一些想法講給爸爸聽，他特別希望爸爸能給予他肯定和幫助，但是爸爸一次次的否定打擊了他。慢慢地，他開始對爸爸產生了負面的思想，他覺得爸爸在有意刁難他，他甚至會覺得爸爸是一個冷漠的人。他也想過放棄眼前的工作，但是當他看到爸爸每天都那麼辛苦地工作，他又不忍心那樣做。

就這樣，他日復一日、年復一年地工作著。而這個過程中，他慢慢地變得少言，再也沒有向任何人提起過關於未來和夢想的話題。他甚至懶得關心自己。以前，他特別喜歡逛街、購物，將自己打扮的陽光、帥氣，而現在，他已經對這些沒有絲毫的興趣了。他不知道什麼叫開心，他覺得一切都是無所謂的……

這位學員的經歷並不少見，如果我們將其中所反映出的問題縮小，它幾乎存在於我們每個人身上。想一想，當我們懷著滿腔熱血去做一件事情的時候，當我們得不到任何人的幫助和肯定的時候，我們便會對此慢慢地失去希望。我們會覺得自己得不到尊重，找不到自我實現的感覺。接著，我們便會產生「我沒有價值」、「我不行」的信念。而此時，我們也就遇到了人生的「絆腳石」，我們沒有踢開它，也沒有跨過去，而是選擇了不理不睬或退了回去。那麼接下來我們面對的結果，則是放棄、放棄、放棄、放棄……最後便是絕望。

負面的種子一旦植入我們的體內，我們就會情不自禁地進行負面的求證。當我們開始認為某一件事情是行不通的時候，在遇到挑戰時，我們往往就會找各種理由和藉口，向自己證明這件事情果真行不通。而每一個藉口和理由的出現，都是在構建消極信念。越來越堅定，越來越難以解除。

回到健康的問題上。現代精神療法生效所依仗的基礎，是智慧和潛意識能量，而智慧和潛意識能量，則會根據信念的決定程度，做出相應的回應。通俗來講，即使是再先進的醫療方法、再優秀的醫生，面對一個徹底絕望的病人，都很難做出有效的治療。

我清楚地記得那件事情的整個過程。那是在一年前，我接待了一位中風的老人。這種病我每天都會遇見，再平常不過了。我很清楚，對於眼前這位體格硬朗的老人來說，這病不能把他怎麼樣，他很快就會恢復健康的。

老人不相信自己會好起來，無論護士怎麼向他解釋，跟他說這不是什麼大病，可是他就是認定自己這回挺不過去了、死定了。所有人都對他說：「你病的不重，你很快就會康復。」他卻始終強調：「不，請不要安慰我了，我了解自己的身體，我熬不了多久了。」

老先生就是聽不進去大家的勸，他認定自己不行了。他的親人很痛苦，因為他們每天都在反覆地聽爸爸在講：「我快死了，我堅持不了多久了。」

老先生還讓他的女兒把親人們召集到醫院來，和他們一起研究關於自己死後，財產該如何分配和葬禮的事情。女兒心裡非常清楚，爸爸的病並無大礙，只是中風而已，但是為了不讓爸爸激動，她就順著爸爸的意思去辦了。

接下來，引人深思的事情發生了——就在老先生把後事交代完的第二天，他真的去逝了。

老先生是完全有機會康復的，但是他卻放棄了這個機會。他始終在暗示自己：「我不行了、我不行了……」最後，他真的兌現了自己的想法。

透過以上的內容，我們可以認識到，信念的建立，其實就是一個自我暗示的過程。我們每天在對自己說些什麼？是積極暗示的多，還是消極的暗示多？我們還要經常反思一下：外界都給了我們哪些消極的暗示，我們是不是很容易就被這些消極的暗示影響到了？我們又該如何做出改變呢？

對此，楊中武老師講了這樣一個故事：

在我小時的時候，特別喜歡聽爸爸講，有關於他在抗美援朝的戰場上發生的故事。慢慢地，我開始對一個問題越發地感興趣。我很想知道爸爸和他的戰友們，是如何在戰場上活下來的。雨點般的子彈為什麼打不到他們。後來，我在一位英勇的戰士口中，得到了這個問題的答案。他對我說：「因為我們永遠都是衝在最前面的人。」當時，我還在上學，我聽不懂這話中的道理，我甚至覺得很奇怪：「衝在最前面的，要第一個被打到才對呀！」

後來，我慢慢地認識到了這其中的奧秘。一個充滿積極能量的人，他所反映出的狀態都和別人不一樣，他會由內而外散發出一種能量，他會被這種能量所包圍，任何負面的東西，都沒有辦法侵入他，就連子彈見了這種能量都會繞彎。

為了證實這一觀點，楊中武老師還做過一個有趣的實驗。他帶領著學員們在麗江玉龍雪山腳下，參加了一次真人版「CS」PK大戰。沒有開戰之前，楊中武老師做了預言，他對在場的所有人說，最後勝利的一定是A、B、C學員。而PK結束後，沒有被子彈擊中的人，真的就是A、B、C這三個學員。對此，所有人都不理解：「難道楊中武老師真的有預見未來的能力？」為了解開大家的疑惑，楊中武老師接著做了一個實驗。他讓五名學員站在講台上，然後讓下面的學員做出選擇：如果現在他們的槍裡只有五發子彈，他們會先「消滅」台上哪一個「敵人」？結果，在場百分之九十的學員都選擇了同一個人。

為什麼子彈打不到A、B、C三名學員？因為他們的內心沒有任何恐懼，他們很積極、正面。他們在PK的過程中，思考的是如何擊中對方，而那些首先被「消滅」掉的學員，則想著該如何躲開子彈。

道理就是這樣簡單：我們越是逃避，問題就越是會找上你；一旦你開始積極面對，問題可能就迎刃而解了。

所以，我們需要牢記的是：如果我們能將積極的能量植入到我們的每一顆細胞中，那些給我們造成傷害的東西，也就沒有了接近我們的機會。這也是我們獲得健康至關重要的一步。

第三樂章　恐懼的危害

恐懼只是一些想法和感覺，是完全可以去除的。

恐懼對我們人生中的每個方面的成功與幸福，都發揮決定性的作用，它會在我們面對選擇的時候，影響我們的態度，改變我們的思維，以至於讓我們做出錯誤的決斷，不斷進行負面的自我確認。

在一九九六年，我陪著我的親戚去醫院看病。我們一行三人來到了醫院，在醫生的指導下，我們為病人做了一系列的體檢。體檢結束後，我們拿著體檢報告來到醫生面前，這時，醫生表情麻木地接過了體檢報告，認真的看了起來，接著，他語氣深沉地對我們說：「誰是病人？」

因為自己家人曾因肝病去逝，受到這種經歷的影響，親戚是懷著種種不安來到醫院做體檢的，而此時醫生的表現，讓原本就很擔心的親戚，更加懷疑自己的病情了，他顫抖回答道：「我……我……我是！」面對親戚的回答，醫生依舊表情深沉，他又問誰是病人家屬，接著便毫不掩飾地對親戚說：「病人先出去一下，有話對家屬說……」醫生的話音落地後，站在一旁的我，馬上有一種不祥的預感，我立刻把目光投向了親人的臉，我看的出，他比我還要緊張；我永遠記得他當時的表情，那緊繃的面部肌肉下，是無限的擔心和恐懼。

親戚邁著沉重的步伐離開了病房，而令我無法接受又似乎在意料之中的是，就在那次體檢過去三個月之後，親戚永遠離開了人世，無情的肝癌奪取了他的生命。

上面是楊中武老師的親身經歷。他的這段經歷，也讓我們更加充分地讀懂了文章開頭我們提起的那段話。對此，楊中武老師對我們說：「影響我們身心健康的，往往不是事情的本身，而是我們對事情產生的恐懼。從親戚見到醫生的那一刻起，醫生就在無形中向他傳遞一種訊息：『你的病很嚴重，恐怕沒治了。』也許是出於好意，醫生並沒有直接道出事實，但是醫生卻不了解，這種懸念給親戚帶來的恐懼，比事實更具有殺傷力。」

還記得在前一章中，我們講到的那個中風老人的案例嗎？老人的病是可以康復的，但是卻因為他的不斷自我確認而喪失了生命。那麼，老人為什麼會有這樣的行為呢？和剛剛提起的案例一樣，他們都是因為接收了外界的負面訊息，內心當中因此而產生了恐懼，而隨著事態的進一步發展，恐懼會被不斷被放大，接著，它就會影響他們的態度和思維，他們會將越來越多的注意力，轉移到恐懼的事情上面，然後不斷地進行自我確認，直到他們完全相信這就是真的，自己無論如何也過不了這一關了，最後，恐懼的事情也就變成了現實。

記得某電視節目曾報導過這樣一個事件：「兩個患有胃病的病人，拿錯了體檢報告，幾年後，患胃癌的病人康復了，而那個只是患了一般胃病的人，卻離開人世。」也許不會有太多人會關注這篇報導，但是現在，如果我們能就此認真思考一下，我們會發現，不僅是健康，在我們人生當中的很多方面，我們都在默默地遵循這篇報導中所反映出的規律：被內心的恐懼所主導。

當我們對某件事情產生恐懼的時候，它就會給我們帶來很多障礙。如果不能拿出勇氣和信心去戰勝恐懼，它就會不停地侵入我們的體內，直到將我們身體裡的最後一絲勇氣都扼殺掉，讓我們對所面對的事情，失去全部的希望。

在《生命樂章》的課堂上，楊中武老師講了一個關於恐懼的故事，令我記憶深刻：

投身於生意場之後，我發現我的身體狀況大不如以前。我開始變胖，肚子也越來越大。後來我便去做了健康體檢。令我自己都沒有想到的是，看上去還很健康的我，居然查出了一連串的問題：脂肪肝、前列腺增生……，醫生看著我的體檢表報告，一個勁地搖頭，他對我說讓我住院，做更加詳細的檢查。

聽醫生這麼一說，我內心的恐懼感立刻油然而生，我開始擔心自己是不是患了很嚴重的病，我沒有勇氣面對這一結果，以至於我開始在心裡對自己說：「沒什麼大不了的，只是醫生大驚小怪罷了！」

很顯然，我是在為自己找藉口，當我面對人生中的「絆腳石」的時候，我並沒有選擇邁過去，而是選擇逃避和退卻。但是很快，我就逼著自己突破這次障礙，我對自己說：「好了，既然來了，那就查個水落石出吧！」於是，我按照醫生的建議住院七天，準備做更加詳細的檢查。

我懷著忐忑的心情，推開了住院部病房的門，當我走進病房的那一刻，我更加恐懼了。我發現住在我左邊的，是一位七十多歲的老人，右邊同樣也是一個七十多歲的老人，他們都患有心臟病。我開始擔心：「醫生為什麼將我和這些病人安排到了一起，難道我也和他們一樣患上了……」

因為是我一個人來做檢查的，醫生也沒有和我說實話，我根本不知道自己究竟是患了什麼樣的病，我甚至不知道，自己這次還能不能走出這家醫院。因此，我每天都生活在擔憂的恐懼之中。雖然我表面上給人的感覺，還是蠻積極樂觀的，但是其實我是在騙自己，我一邊對自己說：「沒事的、沒事的，只是做一個詳細的檢查而已，不會有其他什麼的事情的。」又一邊不停地告訴自己：「如果沒事的話，醫生為什麼不和我講真話？為什麼將我安排到這間病房裡？」

懷著糾結的心情，我真的是度日如年。我整夜整夜地睡不著覺，一邊想要趕緊檢查，一邊又害怕面對檢查出來的結果。終於，我熬到了體檢報告出來的時刻。結果，事實真如我想像一樣，我的心臟出了問題，醫生建議我做手術。

我知道我遇到了挑戰，擺在我面前的只有兩條路，一條是前進的路，一條是逃避的路。我選擇了放下眼前的事，全身心地投入到拯救自己健康的事業當中去。我開始到世界各地去學習、旅遊。而在學習和旅遊的過程中，我慢慢調整了自己的心態，轉移了自己的注意力。我不再每天擔心自己的病情，而是每時每刻都活在當下，享受眼前所發生的一切。後來我發現，當我將這種狀態保持了一段時間之後，我內心當中對於疾病的恐懼便慢慢消失了，我把它們遠遠地拋在了腦後，與此同時，我的健康狀況也一天天好轉。

其實，疾病並沒有那麼可怕，可怕的是我們因此而產生的恐懼。只要我們能控制好自己的情緒，調整好自己的心態，我們就會發現：其實，恐懼只是一種想法和感覺，是完全可以去除的。

想一想，當你遇到令你恐懼的事情的時候，會做出什麼樣的反應呢？你此時此時刻的想法又是怎樣的？你是在心裡不斷地對自己說：「我要戰勝它，我要戰勝它……」還是壓根就不去理會它，只關注自己想要的結果？

舉個簡單的例子：假如你恐懼的顏色是紅色，那麼如果你選擇以前面的應對方式來消除恐懼，你就會對自己說：「我不害怕紅色，我不害怕紅色，我不害怕紅色……」這樣做了以後，你會發現，你的腦海裡浮現的始終都是紅色，你是沒有辦法讓它在你的思想裡消失的。可是如果你能用後面的應對方式來消除恐懼，效果就會好很多。你對自己說：「我喜歡的是綠色，我喜歡的是綠色，我喜歡的是綠色……」現在，你的腦海裡所浮現的一定是綠色，那令你恐懼的紅色，自然也就會消失不見了。

還有一個實驗，也可以展現著其中的道理。

現在，請聽我說，不要想你的面前有一隻黑貓。千萬不要想你的面前有一隻黑貓。千萬不要想你的面前有一隻黑色的貓，這隻貓全身都是黑色的，並且眼睛是綠色的，鬍鬚是白色的。不要想它正站在你面前，「喵喵」對你叫。

無論你想還是不想，這隻黑貓都會出現。因為你是在做潛意識輸入，而潛意識是不分對錯的。它會全盤接受來自外界的所有訊息。

因此，我們需要調整自己的注意力，不去關注那些令我們恐懼和生病的事情。因為我們知道，我們把注意力放在哪裡，哪裡就會成長。如果我們的思想裡始終相信自己是健康的，任何疾病都是可以康復的，堅定我們的信念，那麼恐懼自然也就不會給我們帶來傷害了。

另外，還有一點需要我們明白的是：恐懼只是一種感覺，很多時候這種感覺，都是我們自己「一手捏造」出來的。我們總是在自己嚇唬自己。

比如，現在讓一個人，在沒有任何安全防護措施的情況下，通過一條橫跨大峽谷的獨木橋，那麼在他還沒有開始行動之前，他也許就會開始想像，萬一掉下去會怎麼樣。而當他有了這種想法之後，他的行動就會受限，他就越容易收穫他思想中的結果。但事實真的如他想像的那麼恐懼嗎？他真的會掉下去嗎？我們恐懼的其實往往不是事情本身，而是害怕此件事情給我們帶來的不舒服的感覺。同樣的路，只是因為不能接受害怕的感覺，所以才產生了不同的想法。

同樣的道理，放在健康上也是一樣的。很多疾病其實並沒有想像的那麼可怕，也是不像人們所說的是什麼絕症，可很多人之所以病情惡化，往往是因為他們內心當中，長久以來積壓下來的恐懼造成的，他們害怕生病，害怕疾病給他們帶來的痛苦的感覺，可這些痛苦卻是他們主動「捏造」出來的，說的更直白一些，疾病本身並不可怕，很多人真的是被疾病意外的一些東西所嚇倒的。

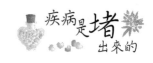

第四樂章　思想裡的標籤

如果人們認為某種疾病是難以踰越的鴻溝，那麼壟溝裡也會翻船。

想像一下，你的左手拿著一支平時我們喝牛奶用的吸管，右手拿著一個蘋果，現在，讓我們一瞬間將吸管穿越蘋果。你覺得成功的可能性有多大？這是一個實驗，在《生命樂章》的課堂上，楊中武老師會引導大家，一起來完成這個實驗。在實驗沒有開始之前，大部分人的反應都是：「那怎麼可能？那麼的軟的吸管，怎麼可能會穿越蘋果呢？而且還是在一瞬間完成！」是的，這似乎完全符合正常的邏輯和推理，但實驗的結果，則幾乎讓百分之百的人出乎意料。

當大家親眼所見吸管在一瞬間穿越蘋果的那一刻，很多人仍舊表示懷疑：「沒有經過專門練習的人是無法做到的，他一定是練習過氣功！」直到這些人親手拿起吸管和蘋果，然後自己完成了這個實驗以後，他們才張大嘴巴、睜大眼睛，說：

「哇！原來我也可以！」

你為什麼不可以，你都沒去做，怎麼知道自己做不到呢？現在，找來吸管和蘋果，自己試一試，證實一下這看似不可能完成的任務，你究竟能不能做到。

一個人認為一件事情無法做到的時候，他會感到懷疑；一部分人認為一件事情無法做到的時候，他們會將信將疑；一群人認為一件事情無法做到的時候，大家會形成一種習慣。久而久之後，這種習慣就會變成一種信念，就會形成一個標籤，貼在我們的思想裡，貼在我們的思維上，以至於當我們面對同類事情的時候，做出的第一反應就是「不好的」、「不可能」、「做不到」，而生病是壞事、高血壓無法根治的、前列腺炎是無法根治的、癌症是無法治癒的……

和吸管可以在一瞬間穿越蘋果的實驗一樣，大部分人會認為，某些疾病是無法治癒的，因此，他們雖然是那麼的渴望健康，那麼的渴望過正常人的生活，但是在他們內心當中，卻一直堅守著那份自己不願相信的「事實」。而有那麼一小部分人，在面對這些問題的時候選擇了相信，選擇了完完全全地相信自己足以戰勝任何疾病，相信無論擺在自己面前的是一塊多麼大的石頭，它都將成為自己健康的墊腳石。因此，奇蹟會發生在這些人的身上。

說到這裡，也許有人會問：「一個簡單的實驗，怎能和複雜的疾病相提並論呢？」實驗雖簡單，但其中反映出的道理卻是一樣的。很多時候，人們往往就是因為把一些事情想的太複雜了，所以行動起來才會顯得困難重重。

楊中武老師曾創下過世界第一名的植物紀錄。我們一起來看看他是如何做到的，他的這段經歷，可以給我們帶來怎樣的感悟。

我在二〇〇五年八月十五日到九月這段時間，一直都在種樹。蘇州市內通往機場某條公路兩側的香杉樹，都是由我帶領著大家一起種植的。當時，有六家施工公司在競爭這個專案，最終浙江廣廈集團拿到了這個項目。當時，在六、七、八三個月裡，我一直都在植樹，因為我們公司就在浙江廣廈的旁邊，他們在拿下這個項目後，就找我，問我有沒有經驗，可不可以幫助他們完成這個項目。當時所植的每一棵樹，都是直徑三十公分以上的，分支點都在二．三至二．五公尺左右。在以往的經驗當中，將這麼大的樹植下去，存活的機率是非常小的，所以在我接下這個任務的時候，不免有很多質疑的聲音。但是，我沒有受到任何人的影響，並且我用結果告訴大家，直徑三十公分、分支二．三至二．五公尺的紅杉樹，是可以大範圍種植的，並且存活率可以達到百分之八十以上。

「當我完成這項任務的時候，我就在想，世界上這麼難種的樹，我在完全違反很多人的思維的情況下，可以把它種活，那麼我能不能把那些身患『絕症』的人也調理康復呢？」楊中武老師接著說：「我把別人認為做不到的事情完成了，我會感覺到非常開心和愉悅。記得在我小時候，我經常去山上割草、砍柴。而和我一同而行的小夥伴們，個子都比我高、力氣也比我大，所以，每次我跟著他們一起上山，都只能砍到那些不好的柴。後來，在每次上山之前，我都會準備一根繩子，爬到別人去不到的地方；比如到陡坡和懸崖上去砍柴。雖然這樣做有一定的危險，但是這樣做，就不會有人和我競爭。還有，在割草的時候，我也總會往大家說有蛇的地方去，這樣，我每次都能割到最好的草。」

越是別人認為不可能的事情，做起來往往會越容易；在那些人們認為做不到的事情上面，幾乎是沒有競爭壓力的，我們需要面對的只是自己。

在沒有投身於健康事業之前，我有過這樣一段經歷。當時，政府正在修建一條高速公路，而在這過程中，施工隊遇到了一個大麻煩。一顆百年香杉樹，堵住了施工隊的去路，指揮部必須做出兩個選擇：第一，砍斷香杉樹，繼續前行。但是因為這棵香杉樹，深受當地村民敬重，他們將其視為「神樹」，是保護大家平安的「活菩薩」。所以，在村民的集體反對下，指揮部不得不轉向第二個選擇——改變路線。而這樣做需要耗費的代價，是大量的人力和物力；因為高速公路是不可以出現急轉彎的，所以必須做出非常大的調整，因此，一個修改動作下來，造價就會相差五千萬元。

這個時候，指揮部想到了第三條路：將紅杉樹移走。於是開始全國招標：誰能把這棵巨大的紅杉樹移走，並且活下來，將獲得八百萬元的獎勵。消息一傳出，全國的專家、教授都趕了過來。大家觀察、勘測了好些天，結果是公說公有理、婆說婆有理，就是沒有一個人敢接下這個任務。

後來，我接下了這個任務。我對有關部門表示，我不需要八百萬的獎勵，我只需要一百八十萬作為操作金就可以了。當時我是一個人去的，我身邊一個工人也沒有。我要自己組織培訓工人，技術方面的問題也都是自己在做。我的舉動驚動了很多人，一些專家、教授都覺得我的決定很魯莽，做不好要吃不了兜著走。說實話，要說一點風險都沒有是不可能的，因為畢竟是一棵幾個人才能圍抱起來的大樹，要想將其移走，並且確保存活，可不是一件簡單的事情。所以，當時我每天都在祈禱，一定要成功、一定要成功，否則自己這輩子可能就毀了。

最後，我目標實現了。我完成了這項在很多人眼裡不可能完成的任務。我不僅幫助國家政府節省了預算，還實現了村民的願望，並且自己也賺到了一些錢。完成這項任務的方法，真的是簡單到任何人都可以想到。

我先將大樹多餘的枝幹截掉，然後根據最基本的植物常識——樹有多高，根就有多長——來做判斷，以大樹為中心畫了一個大圓圈。接著，我啟用了挖溝機，圍繞著這個圓圈向下挖。在挖到一定深度的時候，我又將圈圈的周鑲嵌上了鋼筋和混凝土，然後啟用開隧道的技術，將大樹底部掏空，同樣用鋼筋和混凝土將底部固定住。當這些動作都完成以後，這棵大樹就像一株花一樣，待在一個可以移動的「大花盆」裡。這時，我又朝移動大樹的方向，挖出了一條與「大花盆」底部平行的溝，接著開始在後面用千斤頂，慢慢將「大花盆」向前頂。就這樣，「大花盆」慢慢移動到了它該去的地方……

後來，我還為此事做過總結，我覺得我是用盜墓賊的思維方式，就把這件事情做成的。

當我們不受任何外界的干擾的時候，很多看似複雜的事情，都將回歸於簡單，一切問題都會變得容易解決。如果我們能跳出固有的思維模式，跳出別人給我們制訂的框框，摘掉思想了的標籤，我們的生命中的每個方面，都將會變的更好。我們再也不會因為受到質疑而感到痛苦，我們再也不會因為害怕失敗而喪失勇氣，我們再也不會因為身邊的人對我們說「不可能、不可能、不可能」，而失去健康、幸福、快樂的信心。

想一想，你的大腦裡被貼上了多少標籤。你覺得自己可以幸福嗎？你覺得自己可以快樂嗎？你覺得自己可以長生不老嗎？如果你覺得不可能，那麼你的理由是什麼？你有沒有想過你的這些理由，都來自於哪裡呢？

如果我們問一些人，他們準備活多少歲，大部分人會回答七十歲、八十歲、九十歲，最多是一百五十歲。因為這些人覺得，這已經是人類壽命的極限了，自己是很難挑戰這個極限的。可是，也許很多人還不知道，在我國的清朝，有一位老先生活了兩百五十七歲。並且被載入了金氏世界紀錄。試想一下，如果我們周圍的人，都能夠活到這個年紀，我們又會為自己制訂怎樣的目標的，而當我們所有人都重新制訂了目標之後，人類又會創造怎樣的奇蹟呢？

對此，楊中武老師與我們分享到：

在我爸爸去逝的時候，我們村裡人都在勸我，他們對我說：「中武啊，你不要難過，在你們家，你爸爸是最長壽的……」

在我出生的時候，我的爺爺已經不在了。在我三歲的時候，我的奶奶去逝了。我的外公，在我沒出生的時候也走了。我唯一的外婆，在我讀初二的時候也走了。

所以我對上一代幾乎沒有什麼連結。而當我聽到村民們的勸導的時候，我的第一反應就是：「我們家族裡的人怎麼這麼短命啊！是不是我也要沿著這條路走下去呢！」

而後來，我曾就這個問題思考過，如果我相信這就是宿命，我們家就是這麼短命，那麼我今天就不會站在講台上演講了。我還想，既然我們家人都短命，那麼從我開始，我就要做一個長命的家族的榜樣。我要以兩百五十七歲為目標，即使我不能完成這個目標，完成一半即是成功。

由於過往的種種經歷，我們的大腦裡被貼上了太多不好的標籤，而這些標籤就像一個個魔咒一樣，無時無刻不在困擾著我們，讓我們生活在不如意的世界裡。如果我們能夠讀懂這其中的智慧，意識到這些標籤，並將其摘掉，我們的人生就會發生改變！

第五樂章　身心語言的暗示

人生是自我預言的實現。

希恩夫告訴我們：「思想控制語言，而語言卻能重塑思想。負面的思想會帶來負面的結局，假如你不甘心接受這樣的局面，你首先得學會用語言，改變那些負面的思想。堅定的語言會在你的潛意識裡，打下深刻的烙印，從而影響你內在的想像力，為它插上飛翔的翅膀。當你想像美好、並告訴自己美好已經到來時，真正的美好就會從天而降。善用平和的語言，學會寬恕他人，圓滿和勝利將與你同在。」

楊中武老師引導我們：「人生是自我預言的實現。」我們說出去的每句話，都是在搭建我們「理想中的人生」，這些話就像一塊塊磚頭和水泥一樣，在時間和歲月累積中，構建我們人生的高樓大廈。

很多人都會有這樣的經歷：自己曾說出去的話（包括心裡想過的），在某一天真的成為了事實；在完成一件事情的時候，忽然感覺到這件事情好像發生過。但是，很少有人會發現，這其中隱藏著非常深奧的智慧。並且，一旦我們學會運用這種智慧，我們將會做到「心想事成」，我們將會成為一名偉大的「預言家」。

下面是楊中武老師的親身經歷。他將此在《生命樂章》的課堂上與我們分享。也許你和當時的我一樣，在面對這種「神奇」的經歷時，會將信將疑。但是我要告訴你的是，這並不神奇，我們的語言具有非常強大的力量，它可以讓傷口癒合、讓疾病康復、讓一切都變得更加美好。

早些年前，我遭遇過一次綁架搶劫。記得當時我被幾個匪徒，關在了一個小房間裡。接著，為了逃脫，我特意將身上所有的財物都留在了房間裡，然後向匪徒提出上廁所的請求。匪徒見我留下了身上所有的財物，便相信了我，於是在去廁所的時候，我趁匪徒不注意，擺脫了他們、逃了出來。可在逃脫的過程中，我受了傷，並且還留下了一道非常明顯的傷疤。

後來，有一天，我在觀察自己皮膚的時候，忽然對一種現象感到好奇：我身上的傷疤有的是平的，有的是凸出來的，還有一些是凹進去的。「這種現象是怎樣產生的呢？為什麼人體在劃傷後，會出現不同的反應呢？」發現這一現象後，我隱約感覺到其背後一定有值得研究的東西。於是，在後來的日子裡，我便不由自主的，將一部分注意力轉移到了這個問題之上。

終於有一天，我突然悟到了這其中的智慧。我發現，傷口在接受到不同的語言和心裡暗示之後，會有不同的癒合程度。也就是說，我發現我身體上的那些凸起和凹下去的傷疤，幾乎都是我在恐懼、擔心或憤怒情況下受傷的。而那些較淺和較平的傷疤，則是在我比較「愉悅」的情況下受傷的。比如在我遭到搶劫的時候，我的心裡是極度恐懼的，而最終留下的那條傷疤，就成了最明顯的一條。而那些平的和淺的傷疤，我幾乎都回憶不上來是怎樣受傷的。

發現了這個情況之後，我便開始尋求世界上有沒有人認同我的這個結論。有一次，我在觀看《祕密》影片的時候，了解到有一個飛行員在駕駛飛機降落的時候，因為發生意外而受了重傷。結果，他透過祕密法則裡的自我暗示，居然神奇的康復了。於是，後來，我便懷著強烈的好奇心和一絲懷疑，去尋求《祕密》裡面的一位導師，去向他學習神經語言程式學，也就是讓那位深受重傷的飛行員，奇蹟般康復的秘訣。

我真的沒有想到，透過對傷疤的觀察，居然可以探尋到這麼多學問，還有《祕密》裡講到的神經語言程式學，我完全沒有想到世界上居然還有這種學科。接著，我便對這個學科產生了濃厚的興趣，我開始拜訪這個領域的專家和導師，我把這個領域裡的六名世界大師的智慧，全部學習了一遍。後來我又找到了這門學科的創始人，因為我覺得創始人的智慧，和弟子一定是不一樣的，所以我決定向約翰．葛瑞德學習。

透過向約翰．葛瑞德學習，我發現他的一個弟子，把神經語言程式學運用到健康上，結果非常好。我就決定一定要向他學習。到了他那裡之後，他給看了很多照片。他給我看他騎自行車時摔倒了，鼻子撞到石頭上之後、一直到完全康復的一系列的照片。然後一張一張地說給我聽，告訴我在他摔倒以後，都透過了哪些自我暗示，結果鼻子上沒有留下一點傷疤。

當時我聽的津津有味，但是並沒有對此產生很深的感悟。終於，在前年，當我經歷一件事情之後，我才徹底讀懂這其中的智慧，並且開始將其運用到自己的生活中。

在《生命樂章》課程中，有一位姓張的學員。在她沒有走進《生命樂章》之前，我們是「行動成功」的同學。那次，在杭州的西湖國賓館，我主辦一個會議，邀請了很多朋友來一起做活動。活動結束後，我和大家一起用餐。餐畢後，我開始安排車子送大家回去。但是，一起吃飯的人很多，車子不夠用。於是我便陪著朋友在路邊攔計程車。恰巧，當時是乘客高峰期，我們在路邊站了好久，都沒有攔到車子。而就在這時候，這位姓張的學員正好路過，她停下了車子，非常熱心地向我們提供了幫助。

也許是處於一絲抱歉，因為耽擱了朋友的時間，所以在得到這位學員的幫助後，我感到很激動，我主動走上前去拉副駕駛的車門，而同時，我的這位學員也在向外推開車門，接著，很不巧，我的臉一不小心撞到了推開的車門上。鮮血頓時染紅半公分深的傷口。

看到我受傷了，身邊的人都很緊張，大家都勸我快去醫院縫針。尤其那位姓張的學員，她更是緊張的不得了，生怕以我後臉上留下傷疤，一定要帶我去醫院。我並沒有聽大家的，而是隨手採了一些紅花檵木的芽，放在嘴裡嚼爛了後敷在了傷口上。接著，我開始勸大家不要擔心，和她們說我是從醫的，了解這傷口的狀況。

儘管我不停的安慰她們，可是她們仍舊很擔心：「楊老師，傷口在臉上，萬一留下傷疤，可怎麼辦呀？」

我向她們保證：「你們放心好了，一定不會有傷疤的……。」

送走大家後的時間裡，我開始應用神經語言程式學中蘊藏的智慧，開始進行自我暗示：「這是同學友誼的象徵。有傷疤是象徵，沒有傷疤是一種經歷，也是一種象徵……」一直到我的傷口完全康復之前，我都在進行著這樣的暗示，我的腦子始終都沒有出現傷疤這兩個字。

一段時間過後，我的這位學員打電話過來，問我傷口癒合的如何，我和她說已經完全康復，並且沒有留下一點疤痕。她聽了以後感到非常吃驚，她不相信我說的是真的。而為了證實我沒有說謊，我還特意拍了照片發給她確認。

你也許聽說過這樣的一個實驗：

分別向正在生長的三盆豆芽說批評的話、鼓勵的話和不予理睬。一段時間過後，一直被讚美的豆芽長得又白又胖，一直被批評的豆芽長得不太好，而那盆沒人理睬的豆芽，則生長得更糟。

還有人將實驗對象換成了飯。分別對三碗飯說感恩的話、批評的話和不予理睬。結果，兩天過後，得到感恩的飯還很新鮮，被批評的飯已經變質了，而沒有人理睬的那碗飯則徹底發黴了。

相同的道理，如果你將家中的一盆花放在音響旁邊，每天放清新、自然的音樂給它聽，它就會比一般的花長得更加茂盛，開出來的花也更鮮豔、更美。

如果你看過《水知道答案》，你就會對以上所談到的內容有更充分的認識。《水知道答案》的作者江本勝博士，將取自於不同國家、不同地點的水，在不同的「暗示下」凍成冰，而最終呈現出來的結晶的形狀，卻令人感到吃驚。得到愛、讚美和感謝的水，結凍後的結晶的形狀規則而美麗；得到批評、惡魔、恨等負面資訊的水，結凍後的結晶的形狀詭異且醜陋。

以上的內容，也許聽起來有些稀奇，但其實這種力量，卻是和我們每個人息息相關的。比如，我們經常會看到老人帶著小孩到公園去散步，當小孩看到一個新鮮事物的時候，他便會朝那個方向跑。這時，多數老人會嚷著說：「不要跑、不要跑、小心摔倒了……」結果，話音剛落，小孩子果真摔倒了。這也是暗示的力量。

我們要知道，我們所講的每句話，包括我們內心當中的想法，都是在做潛意識輸入，而當這些潛意識輸入到一定程度、在我們的腦海裡形成一種習慣或信念的時候，就會產生不同的結果。例如，我們經常會看到一些家長，在收到考試結果後，會氣憤地對孩子說：「你怎麼這麼笨，你真是太笨了……」

這樣做的結果，往往會使得孩子真的變笨。因為當家長在說這些話的時候，不僅是在用他們的語言暗示孩子，就連孩子自己也會在心裡想：「我真的很笨嗎？我真的像父母所講的那樣沒出息嗎？」這些都是潛意識的輸入，都會在一定程度上影響孩子的未來。

那麼，回到健康之上也是同樣的道理。回憶一下，我們是用什麼樣的語言來暗示自己的？我們經常會聽到這樣的聲音：「哎呀！我的身體狀況不如以前啦，真是老了呀；我為什麼總是生病呢，為什麼每一次倒楣的事情都被我遇到呢……。」思考一下，豆芽、飯和水在受到暗示之後，都會有不同的反應，我們的身體會不會受到暗示的影響呢？大家都知道，人的身體，百分之七十是由水構成的，而江本勝博士又用科學的方式，向我們證實了水是知道答案的。那麼，如果我們真的渴望健康，如果我們真的渴望我們的人生會更加圓滿，真的希望身邊的人越來越好，我們是不是要對自己所說的每句話、所思考的每個問題而負起責任呢？

楊中武老師有句話是這樣說的：「少說我，少說不，走上健康富足喜樂路。」我們要覺察並改變自己的語言，其中，非常重要的是要盡量少說「我」和「不」。

因為這兩個字出現時，基本上都是負面暗示占多數。第一個字的出現，幾乎都是在「自以為是」裡面；第二個字的出現，表面上是在否定別人，其實卻是在否定自己。

在《生命樂章》的課堂上，楊中武老師會就此帶領大家做一個練習。在講話的過程中，如果有誰不小心說出了這兩個字，就立刻說「旺旺」，然後接著往下說。在練習的過程中，大部分人會感到很糾結，因為大家每說一個字，都要經過大腦思考，生怕說錯。而很多時候，人們就是因為太不允許自己犯錯誤，所以才會很糾結。因此，楊老師引導我們：要學會在覺察的同時接納，允許自己在出現錯的情況下做出改變。這樣，在練習的過程中，就會感覺到很舒服、很自然，效果才是最好的。

除此之外，我們要盡量少使用「但是」這個詞。因為一旦我使用了這個詞，就意味著「但是」前面的話都成了假話；「但是」的前面是糖衣，「但是」的後面則是炮彈。這也是在做消極的暗示。

可以將「但是」改成「同時」。還有一些詞可以多使用。如：越來越、自然的、簡單的、輕鬆的、感覺到、留意到、覺察到。這些都是最好的催眠詞，如果能夠將這些詞語串聯起來，持續地去使用，我們的人際關係、生命關係都會發生改變。而我們的人生也一定會是越來精彩、越來越快樂、越來越美好！

第六樂章　笑容是幸福之根

「笑容」——容得下，才笑得出。

「我一直都在思考一個問題，我們一路走來，為什麼會越來越缺乏笑容？而有一天，當我看到寺廟裡的菩薩的時候，當我看到掛在菩薩兩側的一副對聯（大度能容，容天下難容之事；開口長笑，笑世間可笑之人）的時候，我才忽然明白，人們之所以不喜歡笑了，似乎是因為身體和心裡出了問題，而非周遭環境。」楊中武老師以他的親身經歷引導我們：

一次，我到美國去學習。在回來的時候，我乘坐的航班誤機了。聽到這個消息後，我的心情一落千丈，我開始抱怨。我以為美國的飛機是不會壞的，可是我們乘坐的那班飛機偏偏壞了，這讓我感到惱火。我在芝加哥停留了一個晚上，而直到我踏上飛機、離開地面的那一刻，我的心情依然很糟。後來，我曾就此展開思考，我發現，我之所以會鬱悶、抱怨，並不是因為事情本身給我帶來了多少煩惱，而是因為我內心的標準太高了，換句話說，是我的要求太多了，以至於我不能以一顆包容的心，來接受眼前發生的事情。這也是導致我不開心、不快樂的問題所在。

當我意識到這一點之後，我便立刻做出了改變。我再也沒有因為飛機延誤而感到無奈。每次要乘坐飛機之前，我都會為自己準備五本書，假如我乘坐的飛機誤點了，我便會安靜的坐下來，為自己補充知識。當我做了這個動作之後，我發現，即使飛機真的誤點了，我也可以非常坦然的接受，並且始終保持快樂的心情。從表面上看，我只是為自己找了一個打發時間的事情來做，其實並非這樣。我是在心裡做出了調整，我再也不會去設想飛機會多麼的準時，我發自內心地接受了「飛機誤點是正常的」，這是我快樂的真正秘訣。

「笑容」——容得下，才笑得出。很多時候，人們之所以不快樂、不健康，是因為自己在乎的東西太多了，以至於整個人都被壓抑住了。

比如，很多女士二十四小時帶著胸罩。結果她們的胸就會全天的「生活」在壓抑的環境下。久而久之，便會影響到健康。還有些女士，因為對自己的胸不滿意，所以每次在帶胸罩的時候都會覺得，「唉！我的胸太小了，不好看。」每產生一次這樣的想法，都在對自己做一次暗示：「我的胸不夠好、我的胸不夠好、我的胸不夠好……」試想一下，如果有個人每天對著我們說「你不夠好、你不夠好、你不夠好……」，你會有怎樣的反應呢？你會不會感到壓抑？人們懂得在壓抑的時候，放鬆自己的精神，但是大家有沒有以一顆寬容的心，去容納和接受自己的身體呢？

記得在《生命樂章》的課堂上，楊中武老師曾提起過，他的一位夥伴，在剛加入「紅楓園」的時候，總是喜歡將手捂在嘴上之後才肯露出笑容，而當楊中武老師發現了她的這個習慣後，便開始幫助她做出調整。慢慢地，她的笑容變得燦爛，性格也變得更加開朗，連牙齒都比以前潔白了。

人需要釋放壓抑。很多人已經很富有了，卻仍舊沉迷於賺錢，而這些人之所以有這樣的表現，也是因為心中的壓抑得不到不釋放——拚命賺錢是怕自己未來沒有錢。如果這些人能夠找到內心當中的恐懼，認識到自身的價值，他們是不會擔心自己未來沒有錢的。當他們釋放了這種壓抑之後，整個人都會變得灑脫，而整個人變得灑脫時，全身的每個細胞都會發生變化，此時，他們的身體也會通暢很多。

人生的每次痛苦，都是快樂的開始。在我們決定改變自己的時候，在我們決定將壓抑釋放出去的時候，表面上看我們是痛苦的，但實際上我們將收穫快樂。同樣的道理，當我們發自內心去接受自己的不足的時候，我們就會認識到，其實我們正在迎接完美。因此，在我們面對疾病的時候，我們會發現，它真是身體送給自己的禮物呀！而我們應該開心、愉悅，笑著去迎接它才對。

所以說，很多人不快樂，是因為他們忘記了幸福在哪裡，苦苦的追求幸福，結果始終生活在痛苦當中。我們要明白，人世間的很多事情，是不存在完美的，如果我們追求完美，其實就是在追求痛苦；人世間並不是快樂的，如果我們追求快樂，就是在追求痛苦；人本來就不是健康的，當我們追求健康的時候，就是在產生疾病。相反，也是同樣的道理：當我們接受疾病的時候，我們就會充滿健康；當我們不去渴求完美的時候，我們的人生才會變得完美。

因此，我們一定要將所有的壓抑都釋放出來。如果我們無法做到這一點，我們便要改變自己的感覺。而改變感覺，就是要從笑開始。

在不夠開心的時候，找到自己的痛苦，拿來鏡子看看自己，讓自己的嘴角上提、大聲地笑出來。當我們持續找到這種感覺時，心情便會發生改變，這時，痛苦和糾結都會消失。例如，馬上就要爆發戰爭了，軍官召集了一百個新兵，為他們做了一個月的心理輔導，然後每個人發一枝槍上戰場，此時他們知道為什麼會打仗，但是他們未必懂得如何開槍擊倒敵人。

而假如換成另外一種訓練方式：讓這些新兵每天練習射擊，練習到給他們一枝槍，他們連看都不看，憑著感覺一槍打過去，就可以擊中目標。這樣的訓練效果會不會更好呢？所以，我們要訓練自己的笑容，訓練到從感覺上發生改變，訓練到當不愉快的事情發生時，立刻哈哈笑，就像戰場上的神槍手一樣，本能地做出反應，這樣我們就會變得永遠開心、永遠快樂、永遠健康。

並且，當我們將笑容訓練成一種本能的時候，當我們把積極的神情，訓練成一種本能的時候，無論我們走到哪裡，都會受到周圍人的歡迎，這時我們就會光芒萬丈，人生也會因此而變得更加精彩！

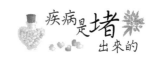

第七樂章　情緒與身心健康的奧秘

要想運用、管理、轉移情緒，首先要學會覺察情緒。

在第二章中，楊中武老師與我們分享了關於抗美援朝的故事。為了證實老兵說的，不被子彈打到的秘訣，楊中武老師特意做過一個「CS」PK大戰的實驗。透過那次實驗，楊中武老師讓我們更加充分地理解了，內在能量的重要性——那些被叫上講台、第一個被「消滅」的人，往往都是那些心理存在問題、狀態不好的人。講到這裡，我們想和大家繼續討論的是：究竟是什麼影響著一個人的狀態，進而決定著他的成功、健康等諸多方面？而我們又該如何對此做出有效的調整呢？

同樣的道理放在人際交往之上：假如我們將自己每天所接觸到的人，模擬成那些被叫上講台的「士兵」，我們更願意和哪類人做進一步地交往呢？是那些精神抖擻、一臉朝氣的人？還是那些萎靡不振、一臉苦相的人？一定是前者。因此，健康也是同一道理：如果我們能將身心調整到充滿愛、喜悅、快樂的狀態，讓身體裡的每個細胞，都散發出積極的能量，疾病是不是就很難進入我們體內了呢？

那麼，我們該如何調整自己的狀態呢？

首先，我們要了解的是關於情緒的問題。

在《生命樂章》的課堂上，有一位學員分享到：「我的脾氣不太好，很容易對身邊的人發火。雖然我沒有惡意，親人和朋友們也都理解我的性格，但是事後我會感覺到非常內疚，心裡會很不舒服。我也知道自己的行為不太好，但是就是控制不住自己。」

表面上看這位學員所遇到的問題，是她擔心自己給別人造成傷害，但實際上受到最大傷害的，卻是她本人。因為我們都知道，當一個人發火的時候，他的內心會隨之積壓一些負面的情緒，當這些情緒無法得到合理的釋放的時候，久而久之就會產生心理疾病。比如我們經常會看到一些內向、自卑、孤僻的人，這些人之所以會有這些表現，往往是因為在他們小時候，受到過某種打擊或刺激之後，沒有將情緒釋放出去，憋在心裡久了，就形成了內向、自卑、孤僻的性格。

講到這裡，也許有人會問：「是不是將情緒發洩出去，就可以保持身心健康了呢？」

舉了例子：你精心地準備了一個星期，準備在週六這天外出旅遊，但是，當你推開門那一刻，你發現外面突然下起了大雨。這時，你的心情就會發生改變，原本興高采烈的你，此時往往會變得鬱悶、氣憤……，而接著，一些不好的念頭，就會出現在你的大腦裡，比如：該死的天氣、今天真倒楣……。

當這些想法產生之後，它便會立刻傳輸到你的身體裡的每個細胞中。由此，你開始感覺到不舒服，你會感覺到胸悶，呼吸變得急促，會感覺到血液流動的速度加快，衝出心臟，直奔頭頂……，而這一連串的反應，最終集中在你的右手上，結果你用力摔了一下門，氣呼呼地回到了房間……

以上的例子，展現了由潛意識產生情緒、到發洩情緒的整個過程。直至我們摔門回到房間的那一刻，我們將當時產生的情緒，發洩出去了一部分，也許回到房間以後，我們的心情會好轉一些，也有可能在我們回到房間以後，會繼續被這種情緒影響。所以說，發洩情緒是有助於我們身心健康的，但這並不是最好的方法。因為人的性格不同，有些人可以主動調整自己的狀態，很快從這種情緒中走出來，有些人有可能會因此而鬱悶一整天、一星期，甚至是更長的時間。那麼，最好的方法又是什麼呢？

現在，請隨著我一同分析以上的例子。當你看到外面下起大雨時，你的心情便本能地發生了轉變，你變的鬱悶、氣憤……，這時，不好的情緒產生了。接著，你的大腦裡出現了「該死的天氣、今天真倒楣」等思想。而後，你的身體開始感覺到不舒服。結果，你發生了用力摔門的行為。

你有沒有發現，在這個例子當中，展現了一種模式：潛意識→情緒→思想→身體→行為。楊中武老師將這種模式，命名為「思想高速公路」。他指出：情緒是可以運用的，我們完全可以透過調整我們的潛意識、思想、身體和行為，來改變我們的情緒，進而調整我們的身心狀態。

他首先講到的是潛意識對情緒的影響。情緒的產生源於潛意識。而潛意識的形成，源於我們過往的經歷，和一直以來所接收到的訊息。比如說，如果一個人生長在一個長年乾旱的地區，那麼當他看到外面在下雨時，他的第一反應就會很高興。可這並不僅僅是因為他需要雨水，還源於他的周遭環境——周圍的人一直都在向他傳輸「下雨好快樂」的訊息，這些訊息已經根植於他的潛意識當中，因此，在他看到雨水的時候，第一反應就應該是快樂的。

思想對情緒也會產生影響，當我們出現情緒的時候，我們的思想就會在第一時間做出反應。用以上的例子做分析。當例子裡的主角在看到外面下雨時，他立刻出現了「該死的天氣、今天真倒楣」等負面思想，而這些思想則影響著他的身體的反應和他的行為；他會感覺到不舒服，還用力摔了門。

那麼，如果在情緒出現的那一刻，如果我們可以迅速地做出積極的思想反應，結果會不會好一些呢？比如，我們可以這樣想：「哇！下雨了，真好，空氣好清晰啊、天氣會更好、植物會更好的生長……」當這些思想成為我們大腦裡的主人的時候，我們是不是會變得舒暢而愉悅呢？

接著是身體對情緒的影響。當情緒出現的時候，例子中的主角感覺到身體不舒服，胸悶、呼吸急促。這時如果他能夠立刻調整自己的身體，深呼吸幾下，讓肌肉放鬆下來，他的情緒就會得到疏散，由此，他的心情就會好轉很多。包括我們在遇到任何不高興的事情時，我們都可以做這個動作：先不要急著發火，深呼吸幾下，讓自己安靜下來，然後慢慢地放鬆緊繃的肌肉，並接受眼前發生的一切。當你完成了這一套動作後，你會發現，那些存在於你體內的、不好的情緒，已經退去一大半，甚至是消失的無影無蹤了。

講到這裡，楊中武老師還向我們分享了關於如何戒菸的問題。他說：「其實，很多人之所以無法戒菸，並不是因為菸的本質讓我們上癮，而是我們喜歡上了吸菸的動作。吸菸是在做深呼吸，而深呼吸是梳理情緒最有效的方法之一。」我們經常看到一些人生氣後，會坐下來大口大口的吸菸，吸完一根煙之後，他就不會發火了。

所以說，假如你想要戒菸，如果你能夠這樣想：每呼吸一次，都會讓我的心情越來越好，在我吸菸的時候，不是尼古丁在傷害我，而是我在做深呼吸，我是在讓我的身體越來越健康。慢慢地，你會認識到，你是可以不吸菸的，你只要呼吸新鮮空氣就可以了。你可以先叼著菸不點燃，接著可以「帶菸不帶火」，最後連菸也不帶了。

你會發現，其實這就是一個植入潛意識的過程。以後在你吸菸的時候想起這段話，總有一天你就不需要再吸菸了。

最後是行為對情緒的影響。自此，我們先回答楊中武老師向我們提出的一個問題：「請問，是情緒影響行為，還是行為影響情緒？」

也許你會說，前面已經列出了「潛意識→情緒→思想→身體→行為」的模式了，當然是情緒影響行為呀！是的，沒錯，情緒是會影響到行為，但是行為同樣也會影響到情緒。這其實是一個循環：潛意識→情緒→思想→身體→行為→潛意識→情緒……情緒影響思想，思想影響身體，身體影響行為，而這些又都會被輸入到潛意識當中，結果潛意識又會影響到情緒，接著新的一輪循環又開始了。

我們需要認識到的是，如果我們能夠在這個循環中改變一點，那麼我們就會改變這種循環的性質，讓它由消極的循環模式，變成積極的循環模式。例如，之前我們有談到，在新兵入伍的時候，接受的更多的是行為上的訓練。比如站姿、坐姿、行走等動作。那麼，透過一系列的行為上的訓練之後，這些新兵便會更快地達到思想一致、情緒飽滿的狀態，並且衝鋒號一響，所有人的第一反應，就是立刻躍出戰壕、衝向敵人。

同樣的方法，我們也經常會用到教育小孩子上。比如，在小孩子哭鬧的時候，我們會不自覺地做出一些開心、愉悅的動作，然後示意小孩子模仿我們的動作，接著我們會發現，小孩子的情緒立刻轉變了，他開始像我們一樣手舞足蹈，開心地笑了起來。

在帶領團隊的時候，那些優秀的領導也懂得運用這種方法。比如說在《生命樂章》的課堂上，楊中武老師在引導大家開啟自我療癒大門的過程中，他更多的是用行為來教大家，而非用思維來教大家。正如他自己所說的：「用思維影響別人會很吃力，用行為來影響別人則很輕鬆。」

另外，還有一種方法，可以讓我們立刻調整情緒，讓內心在最短的時間，達到寧靜的狀態。方法很簡單，只要站立、抬起一條腿，然後閉上雙眼就可以了。當你在做這個動作的時候，你會發現要想一直保持單腳站立的姿勢很困難，你越是想控制自己的身體，你就越控制不住。但是，如果你能換一種做法：集中自己的精力，不要去想其他的事情，只專注於當下，這樣你的心就會靜下來，你就很容易站住了。

所以說，你不能完成這個動作，並不是因為你的身體和其他原因，是因為你的心不能靜下來。當你能夠隨時隨地完成這個動作的時候，你就可以最大程度地控制自己的情緒了。

第八樂章　情緒的管理與運用

情緒出現的時候，就是我們的開悟的點。

這一章是上一章的驗身。在上一章中，我們討論的是如何控制情緒方面的問題。我相信，因為我們讀懂了這些智慧，我們在身心健康以及生活中的很多方面，都會成長一大步。說到這裡，也許還會有人問：「調整和控制只是治標，我們該如何從根本上，解決關於情緒與健康的問題呢？」的確，如果我們想要更好的解決這個問題，我們不僅要學會調整和控制自己的情緒，我們還要懂得運用和管理自己的情緒，那麼我們該如何做到這一點呢？

楊中武老師說：「當你察覺到一種情緒時，它已經在影響著你的身體了。壓抑或宣洩都是消極的處理方式，體會、接受、負責、面對這種情緒，才是最好的解決之道。我們要認識到，情緒是在我們體內遊移的能量，情緒出現的時候，就是我們的開悟的點。」

情緒是你可以去運用的。前提是我們要覺察到情緒。也就是說，我們要清楚情緒是怎麼來的。

上一章中，我們談起過潛意識對情緒的影響。如果我們繼續將這個問題剖析開的話，我們會發現：每一種潛意識背後其實都有一個故事。也就是說，很多人之所以深受壞情緒的影響，是因為他們一直活在「過去」，活在那些曾經為自己造成傷害或刺激的事件裡。說的更直白一些，其實，我們每個人都有兩個「我」，一個是過去的「我」，一個是現在的「我」。過去的「我」所代表的是我們的記憶、思想標籤以及我們所有的經歷。而現在的「我」則是最「真實」的自己，是完全活在當下的。可當我們面對一件事情的時候，出現更多的是過去的「我」。

假如你是一位爸爸或媽媽，你有沒有動手打過自己的孩子？或者是你有沒有在遇到某種事情的時候，會突然情緒爆發？也就是說，你在哪種情況下，沒有辦法控制自己的情緒？認真思考一下，究竟是因為什麼，讓你產生惡劣的情緒，以至於張口罵人、甚至是動手打人呢？其實，這就是過去的「我」在作怪。很有可能就是因為在過往的經歷中，你也受到過其他人的攻擊，所以同類的事情發生之後，你立刻回到了從前，變成了過去的「我」，然後為了將過去壓抑下來的情緒宣洩出去，你自然而然地將自己和對方進行了角色互換，從曾經被別人「傷害」，變成了現「傷害」別人。

我們經常會看到一些性格暴躁的人，在與人交往的過程中，他們的情緒變化非常快，一轉眼就會變成另外一副狀態。例如，一位女士說：「我不知道為什麼，在與老公相處的過程中，他偶爾會突然發脾氣，而我真的不知道，自己究竟做了什麼令他如此抓狂的事情，以至於讓他生這麼大的氣。」

很多時候，我們會為某個人的性格下定義——自卑、自戀、暴躁、不好相處……，當我們下了某種定義之後，我們往往就會以我們思想裡標籤上的、符合應對這種性格的態度，去對待這個人，而當我們做了之後，我們其實就是在不確定這種定義。其結果就是我們表面上是在包容和理解對方，但是實際上我們卻是在推動對方，成為一個性格暴躁、自卑、自戀和不好相處的人。

例如，以上的這位女士覺得，她的老公就是這樣的一個人，情緒就是不穩定。不管是因為什麼，她也想不清楚究竟是因為什麼。但是她知道自己是愛著對方的。所以她會選擇忍讓、包容對方。她以為這樣做，就可以讓彼此的關係繼續下去，並且更多地獲得幸福。

可實際上，她所忍讓和包容的只是現在的「我」，她並不知道，出現在她眼前的，很有可能是過去的「我」，因此，就會形成一種誤解，也就是這位女士一開始表現出的狀態：「我不知道為什麼，在與老公相處的過程中，他偶爾會突然發脾氣，而我真的不知道，自己究竟做了什麼令他如此抓狂的事情，以至於讓他生這麼大的氣。」這種狀態的背後，其實仍舊是不能接受對方。因而問題也就根本沒有得到解決，只是暫時被壓抑住了而已。

但是，假如我們能夠換一種方法，或者說是換一個角度，來重新認知這件事情，結果則會發生很大的改變。當這位女士的老公對她發脾氣的時候，她首先要知道這並非是他的錯，也不是他的本意，他只是回到了過去的「我」的狀態，是那些發生在他身上的、一些不好的經歷讓他抓狂的。如果這位女士能夠這樣想，她就會很淡定地面對對方，並且可以真正發自內心地去接納對方。這樣一來，她的內心當中也就不會產生抱怨、記恨等負面情緒。她和老公之間的關係，也會因此而變得自然、和諧、長久。

包括我們在面對自己的時候，也會遇到同樣的問題。正如楊中武老師所說的那樣：「我們之所以會踏上『思想高速公路』，是因為沒有解開深藏於我們內心當中的心結。」每個人都多多少少會有心結，它產生於我們以往——包括年幼時的某種經歷。比如說，我們和一個曾經被幾個男人傷害過的女人聊愛情，她往往會表現的反感；我們對一個小時候經常被父母打的朋友「動手動腳」，觸及到他的底線，他就會和我們翻臉。類似於這種心結，會存在於我們每個人的內心當中，區別就在於有的人心結少、繫得不緊；有的人心結多、繫得較緊。

寫到這裡，我想我們有必要再溫習一遍楊中武老師對我們的教導：「我們要認識到：情緒是在我們體內遊移的能量，情緒出現的時候，就是我們的開悟的點。」情緒出現的時候，就是我們的開悟的點。楊中武老師想讓我們懂得的是：當我們出現情緒的時候，我們要學會從情緒裡跳出來，以旁觀者的角色去觀察這種情緒。接著，我們要順著這種情緒，走進自己的內心，找到內心當中的心結：「我的反應為什麼會這麼強烈？究竟是哪些經歷構成了我的這個心結？」

如果我們能這樣做，我們就會發現，自己之所以會發火，是因為在我們人生的某個階段，經歷了一些令自己不開心的事情，比如我們在小的時候，被一個胖胖的壞男孩欺負過，所以我們長大後，不喜歡和胖子交往；我們被初戀深深地傷害了，所以我們不再相信他（她）。

當我們一步步走進自己的內心，探尋到這些答案的時候，就會發現，原來自己一直都活在過去的種種經歷裡，而這些經歷，就像一個個模具一樣，將我們眼前所有的一切，刻畫成過去的模樣。

因此，我們要知道，生氣、發火、不快樂、不自信、不健康、不願意相信別人……，並不是哪個人的錯，而是那些深藏於人們內心當中的一個個心結在作怪，是它們在和快樂、成功、健康、幸福作對。

讀懂了這些智慧之後，我們就不會為情緒而煩惱了，我們反而會感恩情緒，我們會發現：「哇！原來情緒是個寶貝呀！它每出現一次，都會讓我成長，都可以讓我人生的每個方面變得更好呢！」在做到這一步之時，我們會感覺到，自己的每個方面都發生了變化，由內而外地散發出一種積極向上的能量，而這種能量，就如我們在前文談到老兵的秘訣一樣，讓我們在「槍林彈雨的人生中」，將任何一顆對我們產生危害的子彈一一彈開，不再受情緒的影響，生活變的寧靜、喜悅而健康。

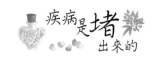

第九樂章　心態的改變

每一件事情的發生，都是你健康路上的墊腳石。

文章開始之前，我們先來讀一個故事。故事雖然有點長，但是細細品味起來，卻可以發現一些令人深思的智慧。我建議你在讀故事的時候，讓自己從故事裡跳出來，將自己放在主角的位置上，然後回憶一下曾經發生在你身上的一些事情，你是以怎樣的心態，面對人生中所發生的某些事情的？如果你能回憶起一件，曾令你氣憤和無助的事情，那就更好了，你可以在讀完這個故事後先把書合上，然後閉上眼睛思考一下，現在的你和過去的你，在面對這件事情時，分別會做出怎樣的反應？

你會發現，如果讓你回到以前，你很有可能不會再做過去的你，因為你已經明白，你的人生是由一連串的事件所組成的，而那些不愉快的事情的發生，只不過是你人生中的一塊墊腳石而已，它的出現也只有一個目的，那就是讓你的人生的每個方面，都變得更加美好。

現在，我們開始讀這個故事。

有一位國王，因為國家安定，沒有仗可打，所以為了填補內心的空缺和不自信，他瘋狂地迷戀上了打獵。

這一天，國王和往常一樣，帶著宰相出去狩獵，結果發生了意外。

國王發現了一隻花豹，他快馬加鞭追了過去。然後張弓拉箭射向了花豹。不料，箭頭沒有射中花豹的要害，花豹突然調轉了方向，張開血盆大口猛地向國王撲了過來。見情況不妙，國王立刻閃躲，而花豹一口咬住了國王的腳……

這時，宰相帶領著隨從們趕了上來，制伏了花豹。結果還好，國王只是被花豹咬斷了一根腳趾。

在御醫的攙扶下，國王憋了一肚子的氣回到了王宮。這時，國王想到了老宰相；每次在有心事的時候，國王都會找老宰相聊天，老宰相也會幫助國王調整心情。可這時，老宰相卻只對國王說了一句話，他說：「大王，一切都是最好的安排！」

國王一聽，立刻火了，他狠狠地拍了一下桌子，說：「我的腳趾都被咬斷了，你還說這是最好的安排！來人啊，把他給我拖出去斬了！」接到國王的命令後，侍衛們立刻將老宰相綑了起來，往外推。可就在這時候，國王轉念一想，似乎這樣做有些不妥，於是便收回了命令，將老宰相先打入天牢。這時，老宰相仍舊微笑著對國王說：「一切都是最好的安排！」

懷著鬱悶的心情，過了幾個月之後，國王又召集了新的宰相和隨從出宮打獵。這次的運氣比上次好一點，國王沒有遇到兇猛的花豹，而是遇到了一群土族人。

國王仍舊和以前一樣，快馬加鞭跑在前面，而新宰相為了討好國王，也快馬加鞭緊隨其後。就在國王和宰相穿過一片叢林的時候，突然，他們的馬雙雙摔倒在地，中了土族人設計下的陷阱。

國王和宰相被土族人帶回了部落，並且決定用他們兩個當中的一個人，來祭祀祖先。一番觀察後，土族人的酋長決定用國王來祭祀祖先，因為他發現國王長得要比宰相白嫩一些。

土族人特意給國王洗了個澡，換了衣服……，一切準備就緒之後，祭祀儀式就要開始了，而就在這個時候，突然，一個小土族人跑到了酋長跟前，悄悄地對酋長說了一番話。當酋長聽了小土族人的話之後，立刻命令將祭祀的人換成一邊的宰相，並且把國王給放了。

國王感到非常奇怪：「為什麼突然把我給放了呢？」

原來，小土族人發現國王缺了一根腳趾，並且把這件事情告訴了酋長。在土族人眼裡，用不完整的祭品祭祀祖先，是一種對祖先不敬的表現。所以他們才立刻放了國王。

就這樣，國王撿了一條命。當他回到王宮之後，他突然想起了老宰相，立刻命令釋放老宰相，並且專門吩咐人為老宰相洗澡、更衣，並邀他來見自己。

老宰相來到了國王面前。國王將自己這次的遭遇一五一十的講給了老宰相聽。而老宰相仍舊只說了一句話：「一切都是最好的安排。」

國王聽了宰相的話之後，非常的不悅，他追問老宰相，說：「你如何理解，上一次我險些把你推出去斬了，你還說是最好的安排？」

宰相笑著對國王說：「大王，如果上一次你不把我推出去斬了，不把我關入天牢，那這次被土族人祭祖的人會是誰呢？」國王聽明白了，他又接著問宰相：「那為什麼上次我被花豹咬斷了腳趾，你還說是最好的安排呢？」

老宰相繼續微笑著對國王說：「如果上次你沒有被花豹咬斷了腳趾，那這次被土族人祭祖的人又會是誰呢？」

現在，再回想一下曾經發生在你身上的某件令你不愉快的事情，你會覺得它對你來說，確實是一件好事嗎？也許當下的你並不會這麼認為，你也會覺得這個故事似乎禁不起「考驗」，但是我要對你說的是，如果你能調整心態，像故事中的宰相一樣，接納、感恩發生在自己生命中的每件事情，你一定會在不同程度上，收穫與宰相一樣的結果。

正如楊中武老師所說的：「一切都是最好的安排，有意無意都是天意。讓我們接納一切。」一旦我們做到了這一點，我們就可以將擋在自己面前的所有的石頭，都變成墊腳石，都成為自己邁向成功和幸福的台階。

另外，千萬不要覺得這樣做會很辛苦，更不要強逼著自己去這樣做。要發自內心的接受，要懷著一顆完全感恩的心，去面對事情的發生。唯有這樣，我們內心的想法，才會轉化為積極的能量，才可以將那些美好的事物，吸引到我們的世界裡來，創造更美好的結果。

記得在《生命樂章》的課堂上，楊中武老師為我們播放了一部名字為《萬能遙控器》的電影。電影中的主角，如願以償地「得到」了自己想要的生活。但是，當他真正實現這一切的時候，他卻又發現，原來那並不是他真正想要的人生。也可以說，那根本就不是人生。

人生是不完美的，不完美才是真正的人生。而如何面對那些不如意的事情的發生，全看我們內心當中，懷著怎樣一種心態；一顆感恩的心，總是對宇宙中的所有事物敞開大門。堅持用一顆感恩的心來面對人生，所有的事物都將變得煥然一新。這才是每一個渴望成功、幸福、健康的人該具有的心態。

我曾多次去養老院看望老人。我以為我們的到來，可以給老人們帶去一份歡樂，可是在這個過程中，我發現：不是我們活躍，而是那些長壽的老人，比我們還要活躍。他們真的很開心，尤其是那些九十歲以上的老人，我在他們身上真的看不到一點憂愁，他們的內心當中充滿了喜悅。可當我來到他們的餐桌前的那一刻，我陷入了深思：老人們的健康似乎與飲食沒多少關係，他們每天吃的每道菜都非常的簡單，可是他們卻很健康。這讓我更加讀懂了什麼才是真正的「身心同修」。

老人們的狀態，讓楊中武老師感到興奮，他就此引導我們：「當我們保持積極、喜悅的心態，發自內心地接受、感恩我們所遇到的每一塊石頭的時候，它就是我們身心健康的墊腳石，是我們累積健康、累積幸福的台階，是我們生命中最好的禮物。因此，在面對一塊石頭時，在身體感到不舒服時，我們要感恩這一切的發生，我們要對自己說：『感恩你的出現，是你讓我懂得了如何關心自己的身體、了解自己的身體，是你讓我真正地懂得了，如何去使用陪伴我幾十年的身體……』」

還記得我們曾提起的關於傷疤的故事嗎？楊中武老師正是本著這樣一種心態，去面對此事的發生，並且發自內心地去感恩、去讚美它的。

最後，請牢記：幸福就是一種習慣，要在每一天中的每一刻，感謝生活給予我們的福氣。而當我們用感恩和感謝的心態，來面對人生的時候，我們發自內心的這份愛，才會產生奇蹟！

中 篇

「身」的奧秘

身體是我們借來住的，我們只擁有借住權，沒有擁有權。

在這一篇中，你將會在身體健康方面，收穫巨大的財富。

我們總是在抱怨自己的身體狀況不好，但是我們卻沒有聆聽，他在對我們說些什麼：「不要再透支我了，我已經很累了；可不可以多給我一杯水……」你對你的身體負責，你的身體才會對你的健康負責。

第十樂章　水是生命之源

身體裡的水的品質＝身體的品質。

你了解自己的身體嗎？

你知道身體是由什麼構建而成的嗎？

你知道人為什麼要喝水嗎？

你知道為什麼人可以四十九天不吃飯，卻不能七天不喝水嗎？

在暢銷書《水知道答案》中，江本勝博士提示我們，人的身體百分之七十是由水構成的；人類受精卵的百分之九十九是水；出生後，水占人體的百分之九十；長到成人時，這一比例縮減到百分之七十；到臨死之前，大約會降到百分之五十。

既然水對身體這麼重要，那麼又有多少人懂得這其中的道理、運用這其中的智慧呢？

過於深刻的問題，我們不必去研究，簡單的來說，身體百分之七十是由水構成的，那麼身體裡的水的比例和品質，會不會影響身體的健康呢？

在《水是最好的藥》一書中，作者用實際案例，向我們闡述了三千多慢性病人的康復，僅僅是讓他們喝足了水。

另外一個案例，同樣向我們證實了水對於身體健康的重要性：據相關部門調查，世界上有五個具有代表性的長壽村，在這五個長壽村裡生活的人們的平均壽命，遠遠超出了世界人民的平均壽命。在我國廣西就有這樣一個長壽村。令人感到奇怪的是，在這個村子裡生活的所有人，從來沒有一個患有心臟病、高血壓、糖尿病等慢性病，癌症更是從有史以來，都沒有在這個村子裡出現過。這一現象引起了相關部門以及健康領域裡的專家的注意，人們在很早以前，就開始從各個角度來探尋其中的原委，但很可惜的是，經過很長時間，人們都沒有發現其中的答案。

記得在《生命樂章》的課堂上有一位鄭總，為了找到長壽的秘訣，他特地「潛入」長壽村，與當地的村民生活在一起，花了很多心思，向他們請教長壽的秘訣，但是，他得到的答案全部都是：「我們這裡真的沒有什麼長壽的秘訣！」村民們也不知道，為什麼生活在這個村子裡的人會長壽。

後來，相關部門做了更加全面和詳細的調查。最後得出的結論是，「長壽村的人民之所以會長壽，和他們每天都在飲用的水有非常大的關係」。那麼，我們該如何理解這其中的奧秘呢？

前面我們談起過，人的身體百分之七十是由水構成的。打個比方，假如我們把身體想像成一個透明的玻璃杯，那麼，除了其他的百分之三十的物質以外，杯子裡面裝的水是否清澈、乾淨，是不是決定杯子的透明度呢？相同的道理，如果我們每天喝下去的水，都是「乾淨」的、有「品質」的，那麼我們的身體是不是會更加通暢呢？

試想一下，兩個人，一個人身體裡的水是長壽村的水，而另一個人身體裡的水是被污染過的水，他們的健康狀況會相同嗎？看過《山楂樹之戀》的朋友，都會被影片中兩位主角的純真愛情所感動。可令人心痛的一幕，則是故事結尾靜秋與老三的生死離別。而這場生死離別，正是疾病所造成的。此外，我們經常會聽到，某些人因為長期飲用不乾淨的水，最終失去了寶貴的生命。

當然，大部分的人是不會飲用被污染過的水的，可是很多人卻因為缺少這方面的知識，不了解身體與水之間的關係，而影響到自己的健康。

我們都知道，人的身體是由空氣、水和食物組成的。而水在這其中占了最大的比例。我們也講到過，水在健康中產生的重要作用。那麼，按照常規的邏輯推理，是不是對我們的健康影響越大的東西，我們就越應該重視它呢？現在，請問一問自己：「在空氣、水和食物當中，我更重視哪一個？」

在沒有回答這個問題之前，我們先來了解一項常識：初步計算，沒有受過特殊訓練的人，離開食物，人大概可以活四十九天，甚至更長；離開水，最多能活七天；離開空氣，只能活幾分鐘。

這個常識向我們表示了，在空氣、水和食物中，空氣和水對於我們來說要更重要。但是，人們往往忽略了這一點。多數人會把注意力放在食物上面：什麼是有營養的，什麼是沒營養的，哪些東西可以吃，那些東西盡量少吃……，可很少有人會對提醒自己：我要喝什麼樣的水、什麼樣的水是有利於我健康的、什麼樣的水不要喝或者說盡量少喝；我需要呼吸什麼樣的空氣、什麼樣的空氣是對我的身體有好處的。

很多時候，正是因為對於這一點的忽視，人們的健康亮起了紅燈，包括皮膚方面、腸道方面，甚至是精神狀態方面出現問題，根本的原因，往往都是因為身體裡缺少水，和水的品質不合格造成的。

說到這裡，我們有必要問問自己：「我每天喝下去的水的重量和品質，都符合健康標準嗎？」

據醫學研究，除去食物當中含有的水分，成人每天要喝一千至一千兩百毫升的水。相當於五小瓶礦泉水。另外，在水的品質方面，很多人都喜歡喝碳酸飲料和人工勾兌的果汁，這些水其實對身體是沒有多大好處的。

還有，我們都聽說過佛家和道家的辟穀。在辟穀期間，是不需要進食的。但是卻不能不喝水。整整七七四十九天，身體只吸收水裡面的營養，不但不會影響到健康，反而會提升生命的品質。當然，這種情況多數會出現在電視或小說中。而我們之所以舉這個例子，並不是讓大家去模仿什麼，只是想讓大家明白，水對於身體的健康真的是至關重要的。

關於水的奧秘還有很多。比如，在我們種植植物的時候，用人處理過的水和大自然的露水來澆灌，植物的生長狀態會不一樣。

還有，一種名字叫薩奇的飲用水，味道是苦的。這種水出自捷克斯諾華克，在整個亞洲每個月只供應一萬瓶，售價大概在兩三百元人民幣左右。這種水中含有大量的微量元素，適當的飲用，會對身體健康帶來好處。一般都是那些非常注重自身健康、同時又對「水」比較了解的人在飲用。而且非常神奇的是，坐著喝和站著喝這種水，人體會有不同的反應。

所以說，自然界有很多天然的東西，真是超乎我們想像的。如果我們能夠將其中的一小部分研究明白，就會對我們人類的未來，產生非常大的影響。

正如我們以上談到的這些關於水的問題，如果我們能夠讀懂其中的智慧，並運用到實際生活中，我們身體的健康，也會因此發生非常大的改變。

還有，在上一篇中，我們談起過關於身心暗示與健康的問題。也說了一些關於水的奧秘。讀到這裡，我們就會更加明白，為什麼說暗示對我們的身體健康，會產生如此大的影響。我們身體裡的水決定著我們的健康，我們每天喝下去的水，不僅是滿足我們身體所需要的營養和能量，它還會融入到我們的每一顆細胞當中，那麼，假如我們能夠透過暗示的力量，讓身體裡的水變得更加充滿活力，我們就會越來越健康。

西醫之父希波克拉底說：「人體本身就擁有促進健康的本能，醫生只是幫助病人恢復健康的助手而已。」讀完這句話，我們也許會明白，其實，健康是源於生命中的每一個細節的累積。如果我們能夠全面地，將自己的身體調整到健康的狀態，很多疾病——尤其是慢性病，幾乎是無法侵入到我們的體內的。

換句話來說，我們的身體本身就具備自我康復的能力，但前提是我們必須為它構建一個可以發揮這種能力的環境，或者說是條件。我們要去關心它、愛護它，並且要正確地「使用」它，唯有這樣，我們才可以在根源上解決健康的問題。

第十一樂章　身體裡不會哭的「器官」

肝臟是在體內最偉大的器官。

在上一章中，我們講到了關於水與健康的問題。這些問題是我們身體健康的基本常識。假如我們能夠將這些常識牢記下來，並且實際應用，我們會向健康邁進一大步。而接下來，我們將開始更深入地了解一些問題。在剖析這些問題的過程中，我們可以對健康有更新的認識；可以讓複雜的疾病，回歸到簡單治療；可以發現原來絕大多數慢性病，都是被「堵出來的」。並且，我們還會因此而收穫一套「包治百病」的系統流程，透過調整自己的飲食及生活習慣，來達到一種「不生病」的狀態，走進「自我療癒」的殿堂。

首先，我們從了解身體的器官開始講解。

在沒有開始講解之前，還是要向大家提出一個問題：你了解自己的器官嗎？

也許你會感到不可思議，很多人真的連自己的胃長在哪裡都不知道呢！在《生命樂章》的課堂上，在學員們面對這個簡單的問題時，居然有百分之八十以上的人都回答錯誤了。他們都以為胃在兩胸之間往下的位置，但事實上胃根本不在那裡。也就是說，因為人們對自己身體的了解不夠，他們往往會做出錯誤的判斷。比如，在吃了不健康的東西後感覺到不舒服，很多人會誤以為是胃痛，然後根據自己的判斷去就醫買藥，可很有可能不舒服的地方根本不是胃，而這時，胃卻要被迫接受治療和用藥。胃真的是冤死了。就這樣，很多人都是因為無知而把病醫的更嚴重。

換一個角度來說。我們的身體是非常智慧的。在它受到疾病侵害的時候，會及時地向我們發出警告。比如說在我們胃痛的時候，胃會對我們說：「我現在很不舒服，請不要給我吃硬的東西，要給我吃些容易消化的東西。」還有，假如我們最近一段時間工作壓力非常大，有可能我們的頸椎、大腦、眼睛包括頭髮，都會向我們發出警告：頸椎變形、頭痛、視力下降、脫髮。這些反應都是身體在警告我們：該注意休息了。當我們接收到這些警告後，就會適時地做出調整，以保證我們的身體恢復狀態，直到恢復到可以繼續工作的時候，身體才對我們解除警告。

說到這裡，我們不得不提起一個器官。這個器官是不會「哭」的。也就是說，它不會像我們身體裡的其他器官一樣，在受到疾病的侵害的時候，向我們發出警告，提醒我們要好好關心它一下。這個器官會一直默默地付出，無論它受到多麼大的傷害，它都不會向我們發出警告，直到它真的是忍受不了了，真的要「死」掉了，它才會有所反應。

這個最偉大的器官就是肝臟。肝臟一直都在默默的付出，它是五臟六腑當中最辛苦的一個。因為肝臟裡面沒有神經細胞，所以儘管它和其他器官一樣會受到危害，但是它卻不會像其他器官一種向我們發出警告。並且，肝臟在人的體內扮演著極為重要的角色。如果把心臟比喻成皇帝的話，那麼肝臟就是皇帝身邊的大臣和護衛。除了正常的工作外，它最大的任務就是保護心臟。

我們都知道，當皇上遇到危險的時候，他身邊的大臣和護衛，一定會不惜犧牲自己的性命，保護皇上的安全，為皇上擋住向他射過來的箭。而肝臟在人的體內所扮演的，就正如這個角色。因此，我們經常會聽到某些人患了肝癌，而卻沒有聽說過心臟會患癌症。心臟出現了問題，比如說心肌梗塞，根本的原因就是因為肝臟自身的功能下降了，所以無法盡自己最大的能力去保護心臟，所以心肌才會梗塞。

儘管一個人的肝臟不夠好，哪怕是患了肝炎、脂肪肝、肝硬化或者是肝癌，但是他的心臟還是在受保護狀態，他是不會被心腦血管疾病奪取生命的。

如果對患心腦血管疾病去逝的人進行屍體解刨，會發現，百分之百肝臟裡都是有癌細胞的。癌症是抵禦心腦血管疾病的緩衝階段，所以癌症起碼要在身體裡待二十年，才會被我們發現；癌症是一個抵禦機制，是人體求生存的一個機制。所以我們會發現，自從癌症越來越多了以後，白血病就越來越少了。

所以說，當心臟受到疾病威脅的時候，肝臟會毫不猶豫地犧牲自己，它會以付出自己為代價，來保護心臟的健康，哪怕它被切除到只剩下百分之二十，它還是會堅持工作，為我們的身體健康風險到底。

肝臟是多麼偉大呀！它跟隨了我們幾十年，一直默默地付出，而我們甚至已經把它完全忽略了。此刻，請把我們的手伸出來，張開掌心，放在自己的肝臟區，對它說一聲：「謝謝你的付出，在今後的日子裡，我再也不會吃那些對你造成傷害的東西，我再也不會生氣了，我一定會好好保養你……」

第十二樂章　病是堵出來的

所有慢性病的產生，都與身體的「堵塞」有著密不可分的關係。

為了便於大家清晰地讀懂身體的智慧。在這裡，我們設計了一個閱讀的引導。

接下來，我們會講解一個非常「神奇」的系統，如果能夠將這個系統中的智慧讀懂，幾乎可以避免所有慢性疾病的發生。這個系統主要是由心臟、肝臟、膽囊、胃、腸道、脾臟所構成。而在這其中，需要重點介紹是是肝臟。

在第二章中，我們講到了肝臟和心臟之間的關係。透過這一章，我們除了想讓大家懂的要保護肝臟之外，還需要大家了解的是，肝臟在這套系統中，如一個「生產站」和一個「篩檢程式」。在接下來我們要講的這個系統裡，「生產站」和「篩檢程式」則扮演了非常重要的角色。所以，我們等於是先將這個系統裡的關鍵點，進行了前期的鋪墊，讓大家對此有了一定的了解之後，再開始將問題深入，詳細講解這套「包治百病」的系統。

對於這個閱讀引導。我們不需要去研究它，我們只要了解就可以了。因為它是服務於這套系統的，它是讓我們更加透徹地了解這套系統的。現在，我們就開始講解這套系統。

另外，由於需要更多的文字，來對這套系統進行詳細的講解，因此，為了讓大家能夠充分領悟這其中的智慧，在段落中會出現符號☆☆☆，表示需要停一下，對剛剛讀到的內容進行複習，然後再接著往下讀。這樣做，更有助於我們最大程度地吸收文字背後的智慧，並將其應用到自己的實際生活中去。

一位學員覺得最近自己的身體狀況不是很好，在親人和朋友的勸導下，他決定專門騰出時間，到一家權威的體檢醫院，去做一個全面的體檢。結果，不查不知道，一查嚇一跳。高血壓、糖尿病、脂肪肝、前列腺增生……

學員接過醫生手中的體檢報告，恐懼油然而生：「天啊，幸虧來得早，這麼多問題，如果再不重視的話，恐怕真的要玩完了！」學員下定決心，一定要聽醫生的話，為自己的身體做「全方位」的更細緻的檢查。接著，他開始滿醫院的跑……

幾天下來，學員疑惑了，心裡突然有一種非常奇怪的感覺：「我覺得自己好像被『醫院』給『拆』了，管高血壓的醫生說高血壓、管糖尿病的醫生說糖尿病、管脂肪肝的醫生說脂肪肝、管前列腺增生的醫生說前列腺……，一個醫生管一個，你看你的，我看我的，大家似乎『老死都不相往來』！」最後，當這位學員手捧著一大堆治療方案和藥劑的時候，他的病還沒治好，精神卻要崩潰了，他感歎道：「雖然自己的醫學常識並不豐富，但是如果將這些藥都吃到身體裡去，我不知道是否對我的康復，會產生積極的作用！」

不知道你有沒有這樣的體會：當我們到醫院看病的時候，如果我們說自己最近胃不太舒服，那麼我們基本會直接找治胃病的醫生，然後治胃病的醫生開始詢問我們最近的飲食情況，可能還會按按我們的胃，了解一下其他情況，但是一般這個過程不會超過十分鐘，然後便為我們開藥……

前文我們講過，其實有很多人是不了解自己的身體的。他們知道自己不舒服，但是他們並不能確定，自己究竟是哪裡不舒服，因此，他們只能根據自己的判斷，來確定自己究竟是胃痛還是肚子疼，如果判斷對了還好，到了醫院後，醫生可以按照他們的描述，來進行進一步的診斷，但是如果判斷錯了，醫生往往同樣會相信他們說的話，然後按照他們的描述來進行治療，其結果我們可想而知。

這是一種情況，另外一種情況是：因為科學把疾病分的越來越細，看鼻子的只看鼻子，看耳朵的只看耳朵，看鼻子的不管耳朵，看耳朵的也不會管鼻子，所以當人們帶著「目的」來到醫院看病的時候，他們有可能會得到非常專業的治療，但是他們不一定會得到最正確的治療。就如剛剛案例中的那個學員一樣，他被檢查出了很多種疾病，但是他卻不知道，這些疾病很有可能只是因為一點原因所造成的。

比如，一個人的耳朵出了問題，有沒有可能是因為鼻子與耳朵之間的管道出了問題，才造成耳朵的問題呢？一個人消化不好、便秘，有沒有可能是因為他的肝臟出了問題，或者是膽囊出了問題，才造成腸道不好、便秘的呢？

我們先來聽一件非常有意思的事情：

一次，我開著車行駛在回家的路上。突然，汽車熄火了。我打通了維修站的電話，很快，一個四十幾歲、看上去很有經驗的維修工趕了過來。他先是試了試車子，發現真的是打不著火。接著，他掀開了引擎上面的蓋子，開始一一進行排查。十分鐘過去了、半小時過去了……都快一個小時候了，修理工還是沒有將車子修理好。見我有些著急了，修理工也無奈了，他撓撓頭，說：「真是不應該呀，該檢查的地方我都檢查了，而且也都調整了，怎麼還是打不著火呢？」

最後，誰都沒有想到，原來車子之所以會突然熄火，是因為油量不夠了。

這件事情聽上去有些荒謬，但其中所反應出的道理卻很實際。當人們感覺到身體不舒服的時候，會急著找這裡或那裡的醫生，卻忽略了最簡單和最基本的問題；很多人把胃痛當成一種病，把腳痛當成一種病，把背痛當成一種病，最後就會有很多種病。但是，他們卻忘記了，所有的病都是存在於身體裡的，也許原因就只有一個。

人的消化道大概是這樣的：先是食道，食道下來是胃，胃的下面是胰臟，胰臟的右上方大概是肝臟，下面是膽囊，然後連接的是十二指腸、小腸、大腸，最後是肛門。這是人的消化道。而我們之所以會談到消化道，想要告訴大家的是，我們之前所談到的很多疾病產生的原因，就是因為消化道出了問題，結果導致了一系列疾病的產生。

人在受精後，最開始形成的是一條管道：前面是嘴巴，然後是肛門，然後是中間的胃，接著是心臟……，整個人胚胎發育的過程，是由兩端向中間開始的。所以這裡面給予我們的啟發是：「這條管道是非常重要的，這條管道是人類生長、發育、生活、工作等一切活動的能量的來源。」身體裡的每一處的每一種變化，全都跟這套系統有關係。

☆☆☆

前文我們講到肝臟在這個系統裡，如一個「生產站」和一個「篩檢程式」，產生至關重要的作用。現在，我們開始進一步剖析關於肝臟的問題。

為什麼現代醫學儀器，檢測不出肝臟裡的膽結石？我們先來一起了解膽結石的成分。膽結石裡，百分之八十五至百分之九十五是膽固醇，剩下一些是膽液和肝炎以及礦物質的結晶體，包括一些死細胞、垃圾和污垢。所以當人們去檢測的時候，往往就只能檢測出脂肪肝（膽固醇也是一種脂肪）。

我們都知道，肝臟裡有無數條膽管，而膽管存在於肝小葉當中。當膽管裡面被膽固醇塞滿的時候，被檢測出來的便是脂肪。所以從宏觀的角度來看，檢測出來的是脂肪肝，而從微觀的角度來看，其實這是膽結石。那麼，為什麼會形成這樣的狀況，這和人們一直以來的飲食習慣是分不開的（後面我們會做詳細的講解）。

現在我們要講的是，為什麼膽結石和所有的慢性病，有著密不可分的關係。如果我們將膽結石連續八至十二次清理掉以後，我們的身體又會出現什麼樣的奇蹟。

肝臟最主要的功能是分泌膽液和膽汁，它二十四小時幾乎都在分泌當中。當人的肝臟裡形成結石之後，膽管就會被堵住，這就會導致肝臟分泌出來的物質無法排出來，結果，它就會倒流。因此，這時的肝臟就猶如一個不斷被打入空氣的氣球，越憋越大。而隨著肝臟的膨大，肝細胞會受到損傷、甚至是死亡，結果，肝細胞不斷死亡之後，就有可能造成肝硬化。

結石堵住了膽管↓造成肝的膨脹↓膨脹造成脂肪肝↓脂肪肝造成肝硬化↓肝硬化以後，肝臟就會缺乏氣血和營養。這時候，肝臟裡的細胞為了活下去，就要進行營養發酵。什麼意思？這就好比我們在用垃圾發電一樣。就好比一個人走在沙漠裡沒有水喝，被逼無奈必須喝自己的尿液一樣。細胞要用自己的代謝廢物加以重新利用，進行發酵來吸收能量，而這樣下去所導致的結果是：隨著不斷的惡性循環，原來的好細胞便慢慢轉變成了另外一種形式，變成了另外一種細胞，也就被多數人所熟知的癌細胞。

所以說，當我對此進行一番了解之後，我們會發現，其實很多時候我們是誤解了「癌細胞」的，因為只要一提到它，多數人往往會感覺到，它會給人們的健康帶來危害。而其實正是因為人們對身體缺乏了解，沒有正確地使用身體，所以才導致一部分好細胞轉變成了癌細胞的。

所以，我們試想一下，這些癌細胞的生活環境，其實是非常痛苦的，它僅用人身體裡的一點垃圾和污垢來發電，來維持自己的生存。而當這些癌細胞癌化了以後，人們所採取的治療手段，往往是將其切除掉，可是這樣做並沒有根本地解決問題的。因為如果沒有將膽管疏通開，肝臟還是會進行惡性循環，那些好細胞還是會逐漸轉化為癌細胞，形成癌化。

這是肝臟堵塞給人體帶來的傷害。並且，這還只是某一個方面。接下來，我們繼續了解膽囊堵塞以後，會給我們的身體健康帶來哪些危害。

☆☆☆

我們經常會聽說，某某人患了膽結石病。甚至有些病情嚴重的人，還會把膽囊切除掉。可是，我們有可能不知道，其實大部分人的膽囊裡，百分之二十都是結石。可如果膽管有一點受堵，膽囊裡的結石排不出去，就會造成膽囊方面出現疾病。

我們都知道，膽結石是透過膽囊去到膽管裡的，然後再從膽管去到十二指腸，從十二指腸再去到小腸，從小腸再去到大腸，最後從肛門排洩出去

我們想像一下，如果膽結石堵住膽管的出口處，膽囊是不是就會被堵住呢？所

以這個時候，就會出現膽囊疼痛的症狀。

很多人患結石病已經好多年了，知道膽囊痛的時候，才會去看醫生。醫生一檢查，發現裡面有結石，然後如果人們忍受不了這個痛的話，醫生就會建議人們將膽囊切除掉。說到這裡，有人會問，膽囊切除了以後，會不會對人的身體造成傷害呢？

可以這麼說，如果一個人的膽囊被割掉了，會不會對他的身體健康造成影響，要取決於他接下來要以怎樣的生活及飲食習慣，來對待自己的身體。如果這個人能夠適應沒有膽囊的生活及飲食習慣，那麼對他的健康影響就不會很大。簡單的來講，有膽囊的，要按照有膽囊的生活方式生活，沒有膽囊的，要按照沒有膽囊的生活方式生活。

好的，我們往下繼續了解關於膽囊的問題。也許有部分人還不清楚「膽囊的作用是什麼」？打個比方，如果把肝臟比喻成一個核電站的話，那麼膽囊就是一個蓄電站。膽囊的主要作用，是存儲肝臟分泌出來的膽汁，在需要的時候就拿出來使用。所以說，膽囊被切除掉了以後，儲存的膽汁就比較少。而為了身體不受其影響，我們可以透過一些方法，讓肝臟的工作量減少，使膽汁分泌的少一點，並且使用量少一點，這樣就可以在沒有膽囊的情況下，保持身體的健康。

說到這裡，也許有人會問：「我們有沒有什麼辦法，將膽囊裡的結石取出來呢？」

在人們發現自己患有膽結石病的時候，一般會採取手術治療的方式。透過手術取出膽囊裡的結石，嚴重的會直接將膽囊切除掉。這樣的治療當然有效，但是從某種角度來說，這其實是治標不治本。雖然膽結石被取出來了，但由於人們沒有改變飲食及生活習慣，結石仍舊會繼續產生，並且時間長了以後，還是會堵住膽管，所以膽結石病根本就沒有得到根本的解決。

記得有一次，《生命樂章》走進了內蒙古。在那次課堂上，有一位蒙古學員透過幾天的調整之後，居然排洩出了一個雞蛋般大小的結石。很多人都對此感到疑惑：「如果可以透過這種方法來排出結石，那麼人們為什麼還要去做手術呢？而且，那麼大的一塊結石，是如何從膽管裡走出來的呢？」

沒有人願意做手術，而很多人之所以選擇手術，是因為他們沒得選擇。因為平時的不注意，結石病已經到了惡化的程度，這個時候往往只能用手術的方式進行治療。如果人們能夠提早認識到這一點，在病情沒有惡化之前開始做調理，就可以最大程度地避免疾病的發生，將結石透過排洩的方式，從體內排出去。

第二個問題是，為什麼膽管那麼細，會排出那麼大的結石。其實道理很簡單。我們都知道，女士在懷孕的時候，子宮會被撐大。雞蛋般大的結石，可以從膽管裡排出來，是因為我們透過使用天然、健康的食療方法，來刺激膽管軟化、張開，最後將結石排出來。

除此之外，最根本的問題還是肝臟的問題。因為肝臟相當於核電站，而核電站生產的電量，是要儲備到蓄電站——也就是膽囊裡的。如此來說，肝臟每天所分泌出的膽汁的數量和品質，將直接影響到膽囊的健康。肝臟裡分泌出的膽汁不健康，到膽囊裡以後就會形成膽結石，並且會形成堵塞。

一般正常人一天要分泌一千五百毫升的膽汁。並且，如果某個人的情緒很不穩定，總是會發火、動怒，這種行為也會直接影響到膽汁的分泌和品質。因此，假如我們看到某個人狀態不好、脾氣比較大，總是會發火，其實很大一部分原因，是因為他膽囊裡的垃圾和污垢太多了。

換個角度來說，如果我們能意識到這一點，那麼膽囊裡有膽結石，其實是身體在保護我們，因為它會警告我們不要再動怒了，要趕緊對自己的身心做出調整，才不至於產生更嚴重的病痛。反之，我們看到很多學員在《生命樂章》的課堂上，將肝臟和膽囊裡的垃圾清理掉之後，情緒就會釋放出來，整個的狀態會發生非常大的轉變。

所以說，《生命樂章》注重的是身心同修。我們不僅要幫助大家排身體裡的毒，還要幫助大家排「心毒」。而當兩者同步進行的時候，康復的效果就會上升到一個新的高度之上。

☆☆☆

如果想將膽結石徹底從身體裡排洩出來，僅僅疏通了膽管是不夠的。正如上文我們所講到的：「膽結石是透過膽囊去到膽管裡的，然後再從膽管去到十二指腸，從十二指腸再去到小腸，從小腸再去到大腸，最後再從肛門排洩出去。」

膽管通了，不代表膽結石就會順利的排洩出體內。如果一個人的腸道被堵住了，尤其是大腸裡面堵住了，那麼膽結石在排到這裡的時候，也就會被堵住。而且，膽囊裡本身就有陳年的毒素，結果這些毒素被腸道所吸收，透過淋巴系統、血液系統循環全身又回到肝臟，最後等於是結石雖然從膽囊裡出來了，可是毒素卻永遠留在了體內。因此，將結石徹底排洩出去的前提是，腸道必需要清理乾淨。

腸道裡不乾淨的第一個反應，就是便秘。由於生活節奏的加快，人們疲於工作，飲食沒有規律，吃的東西得不到健康保證，缺少運動，有越來越多的人開始出現了便秘的症狀。雖然大部分人已經認識到，便秘給人體帶來的危害，開始運用一些方法來做出調整，但很多人其實並不了解，很多人之所以會便秘，和肝臟、膽囊的堵塞有直接的關係。如果一個人的肝臟和膽囊始終都是通透的，他幾乎是不會便秘的。也就是說，便秘的主要是因為肝臟、膽囊以及脾臟堵塞所造成的。

我們是可以透過觀察自己排洩出去的大便，來判斷肝臟的堵塞情況的。如果排洩出來的大便是浮在水面上的，也就意味著，肝臟裡的結石至少有兩萬顆。

大便之所以會浮在水面上，是它比水輕。為什麼會比水輕？是因為大便裡的油脂（脂肪）成分太多了；這與油會浮在水面上是一個道理。那麼，究竟是因為什麼而造成大便裡的脂肪過多呢？簡單的來說，是因為我們吃下去脂肪沒有被消化、分解和吸收掉而造成的。

說到這裡，也許有人會問了：「為什麼我們吃下去的脂肪沒有被消化、分解和吸收掉呢？」

這還要回到肝臟的問題上。

在這一篇的開頭，我們談到了肝臟是「生產站」和「篩檢程式」。現在，了解到這些，我們會知道為什麼要把肝臟比喻成「生產站」了。我們已經知道，肝臟最大的作用之一就是生產膽汁，而膽汁在人體消化食物的過程中，則產生催化劑的作用。也就是說，因為肝臟的堵塞，膽汁就無法流到腸道裡面去，包括胰臟分泌的胰液，也下不去腸道裡面去，所以，在缺少這些催化劑的情況下，我們吃下去的葷食，在腸道裡得不到有效的消化，那麼在體內三十七度的環境下，這些葷食就開始發黴、腐爛，然後排洩出來的大便，也就是那些根本沒有被吸收的脂肪，最後就浮在水面上了。

簡單的來說，大便之所以會浮在水面上，就是因為在沒有膽汁的情況下，食物（尤其是葷食）「消化」不了、吸收不了、代謝不了，甚至是排洩不出去；就算偶爾排洩出去了，也會有一部分留在腸道裡，這最終也就形成了更加嚴重的便秘。

所以說，很多人為了給身體補充營養，在不了解自己身體的情況下，吃了一些脂溶性的維生素。可是他們並不知道，脂溶性的維生素本身也是脂肪，而在缺少膽液的情況下，脂肪是無法得到有效的消化和吸收的，所以即使這些人吃了再多的維生素片，也只有被「騙」的份。因為他們的腸道裡根本就沒有膽汁，沒有膽汁，就吸收不了。因此，他們的身體只能像一個機器一樣，不停地往裡面餵食物，而這些食物又很少被人體吸收，人體在缺少能量的情況下，就會向他們發出指示：「我需要能量，我需要能量！」結果，他們就會被逼無奈的吃很多，然後造成惡性循環，體內的垃圾越積越多，毒素也因此而越來越多。最後，整個消化系統就崩潰了，身體也就處在非常危險的狀態。

更糟糕的還在後面。

油膩的食物吃多了，體內的腸道開始堵塞，膽汁無法進入腸道，導致壺腹堵塞（十二指腸的中間點，膽管和胰臟胰管出來的交叉點）。壺腹很容易堵塞，往往一顆結石就將其堵住了。

壺腹被堵住了，胰臟分泌的胰液就無法流出來，那麼胰臟就會像肝臟一樣被憋的腫大。更嚴重的是，膽汁來到壺腹這裡之後，也很有可能被堵住，堵住了之後，膽汁不能繼續往下滲透，只有被逼滲透到旁邊的胰臟裡。也就是說，胰液和膽汁本來是要去到腸道裡的，但是因為便秘的影響，壺腹被堵住了，它們下不去，就會在胰臟裡匯合成了一種膽汁和胰液的混合物。

我們都知道，膽汁裡含有結石、死細胞和肝臟裡本來要代謝出去的毒素，而這時，這些毒素全部都來到了胰臟。胰臟的作用是分泌胰液和胰島素，此時，我們想像一下，因為堵塞，胰臟已經膨脹了，再加上膽汁裡的所帶來的結石、死細胞和毒素，胰臟的狀態是「求生不得，求死不能」的，在這樣的情況下，胰臟怎麼能分泌出胰液和胰島素呢？

身體裡缺少了胰液和胰島素，就會出現疾病，所以在這個時候，人們只能用

「救急的方式」，為人體人工攝入胰島素，可這樣做只能產生緩解疾病的作用，實際上胰臟是沒有康復的。

所以說，無論是一型糖尿病還是二型糖尿病，歸根結底都是因為胰臟出了問題，沒有分泌好胰島素所造成的。胰臟沒有分泌好胰島素的原因，是因為胰臟虛弱、負擔過重、受到損害。可是它是怎麼受損害的，一般人都無法得到答案。沒有答案，也就自然沒有根治的方法，因此，人們採取的方式只能是彌補，無法做到根治。

我們繼續往下講。

胰臟一旦被堵住，如果加上熬夜、經常改變時差、生理時鐘顛倒、胰臟裡產生大量的垃圾、污垢出不去，這時，因為胰臟自己已經無能為力了，所以細菌、病毒和寄生蟲，就要幫忙來清理胰臟裡面堵塞的污垢和垃圾，這個時候就變成了胰腺炎。我們都知道，胰腺炎有急性和慢性的，急性胰腺炎的症狀之一是突然發高燒，結果很有可能在半個晚上的時間內，整個胰臟都消失了，人的生命也就此結束了。

另外一種情況是：當便秘堵著了以後，這些膽汁和胰液的混合物，加上垃圾、污垢和毒素就無法排出體外，結果它們做出的反應，就是順著來時的路線往回滲透。先是滲透到胃裡。我們都知道，胃酸本來是酸性的，它是要到腸道裡面去消化食物用的，而當膽汁和胰液的混合物加上垃圾、污垢和毒素進入胃以後，胃酸也就要被逼無奈地加入這個群體當中。

當胃酸加入了這個群體之後，胃酸的作用就受到限制，這時的胃要去消化大量的食物，就只能被迫分泌大量的胃酸，長此以往，胃功能就會受損。胃功能受損之後，分泌的胃酸就會減少，這時，胃裡面的蛋白質和其他的東西，就不能得到充分的分解，最後所造成的結果，就是人們吃下去的東西沒有被消化，就進入了腸道，然後就這樣排洩出來了。

通常我們以為吃進肚子裡的東西排洩出來之後，那些我們看不到的東西，一定是被身體吸收了。但是並非完全是這樣的。如果消化系統出現了問題，這些東西其實還留在體內，堵在腸道裡，最後慢慢地構成那些導致慢性疾病發生的體內垃圾。

講到這裡，有一個問題需要提問一下：有沒有人唾液是苦的？

唾液是苦的，往往是因為這些混合物透過胃，滲透到了食道以及口腔，此時人們也就會感覺到口腔裡的口味是苦的。所以，唾液是苦的人讀懂了這套系統之後，他的收穫一定會非常大。他可以在完全認清自己的身體狀況的同時，並做出最有效的調整，來贏得健康。

☆☆☆

我們繼續講腸道堵塞給人體帶來的危害。

小腸的工作是分泌腸液，來消化碳水化合物、蛋白質等等。但是因為膽汁、胰液和胃酸受堵，造成小腸的消化功能減弱，形成小腸堵塞。接著，腸道裡的東西通過小腸來到了大腸裡。

大腸的主要工作是吸收水分。當油脂性的食物進入大腸以後，因為以上的原因，根本不能完成正常的消化，於是腸道裡的東西便開始腐爛，毒素也隨此而大量的增加。然後這些毒素就會被大腸靜脈裡的微血管以及毛細淋巴管吸收。微血管和毛細淋巴管將這些充滿毒素的液體吸收以後，就會把它運輸到血液系統和淋巴系統。

運輸到淋巴系統時，淋巴裡面有一個乳糜池，然後乳糜池裡也積滿了垃圾、污垢和毒素，這個時候淋巴系統也會形成堵塞，接著淋巴結來不及大量的淨化，只能邀請身體啟動更加致命的機制——產生腫瘤來加強淨化能力。講到這裡，不得不說一下，多數人認為，淋巴腫瘤是傷害人身體的，而實際上，淋巴腫瘤是幫助人體來清理淋巴系統和毒素的。所以只要人體裡出現淋巴腫瘤後，人們往往就會選擇將其切除掉。結果，因為毒素還在，淋巴腫瘤為了完成它的使命，就會再次生長。而這時，人們又將它切除掉，接著它又生長……也就說，如果人們不能從根本上解決問題——將毒素排解掉，就算一直這樣切除下去，也只能是暫時性地解決問題。

運輸到血液系統後，血管就會形成堵塞。而這時，人體就要把微血管疏通，來代替某個主血管的功能，接著這條主血管就會逐漸硬化。同時，因為微血管是被臨時撐大的，血液在這條血管裡的流通速度是受阻的，因此整個身體裡的血液循環速度都會放慢，而為了讓血液達到正常的循環速度，供應身體所需要的氧氣和能量，血壓就會自動升高。

所以說，這是一個主動機制，血壓只有增高，才能滿足身體所需要的氧氣和營養，這個時候如果我們吃降壓藥（降壓藥的作用是讓血管張開）是有效的，但實際上是沒有在根本上解決問題，反而在不斷地壓迫身體，把身體推到一個更危險的狀態下。

☆☆☆

被毒素侵害過的血液，經過循環後來到了肝臟，肝臟就會又累積更多的垃圾毒素和污垢。所以這個時候，肝臟的膨大也越來越嚴重，然後肝細胞進一步受損傷，膽結石進一步地生成和堵塞。接著，血液通過了肝臟，來到了心臟。當心臟接受到這些沒有得到正常「過濾」的血液之後，便會造成心肌細胞堵塞，也就是被人們所熟知的心肌梗塞和心臟病。

需要注意的是，心臟病的發作，並非是由心臟周圍那些粗的血管堵塞造成的。因為雖然這些血管被堵了，但是它不會被完全堵死，周圍還會滲透，心臟血液還可以受到供應。所以，搭橋（支架）手術和心臟的起搏器，其實都是在幫助疏通大的堵塞物。而導致心臟病發作的，恰恰並不是大的堵塞物，是那些容易破掉的血管。簡單的說，心臟病發作和心臟血管被疏通與否，不是必然的關係。因此，我才會看到，為什麼有些人做完心臟手術之後，照樣會心臟病發作死亡。

當然，心臟病發作和情緒有關，而情緒跟我們之前談到的整個系統的堵塞又密不可分。所以說，這其實是一種相輔相成的關係。

講到這裡，我們可以做一個小小的總結：究其根本，當一個人肝臟裡的結石累積到兩萬顆的時候，這個系統便開始崩潰。接下來便會引起一系列的慢性病的產生。包括消化系統、循環系統、呼吸系統、泌尿系統、生殖系統，甚至是關節、骨頭、皮膚和毛髮等諸多問題，都和肝臟堵塞都有關係。

☆☆☆

接下來，我們對腸道堵塞這一板塊，進行較為詳細的講解。

日本有一位號稱沒有開過死亡證明的醫生。目前，他只給好萊塢的明星和國家的元首看病。這位醫生說：「憩室一旦形成，將很難被消除。」

先來了解一下「憩室」是什麼，它是怎麼形成的。

大腸的形狀，像一串連接在一起的通氣的小氣球。假如連接口的地方被腸道裡的東西堵住了，那麼腸道裡的東西下不去，它就會在連接口周圍撐出一個臨時的居住地，暫住在這個居住地裡面。隨著時間的成長，當連接口通了的時候，臨時的居住地已經成長為長久的居住地，曾經將這個居住地撐開的東西，也就長久性的住在了這個居住地裡面，結果就形成「宿便」和「憩室」。

憩室如一個死水坑一樣，在潮水沒有退去的時候，它是與潮水互通的，但是當潮水退去以後，它就變成了一個「個體」。而這時，水坑裡的水因為沒有了流動，就會變質、腐爛……

也就是說，當憩室形成後，大腸裡不僅多了一個「死水坑」，並且要吸收「死水坑」裡的垃圾和毒素。同時，憩室形成的越多，腸道堵的就越厲害，而為了盡快消化掉堵在大腸裡的這些垃圾，大腸就會加快它蠕動的速度，這樣一來，就會產生兩種不好的現象：第一，雖然大腸一直在拚命的蠕動，但是它卻不知道，自己的消化和吸收對象，是堵在腸道裡的一些垃圾和毒素；第二，因為腸道蠕動的速度，超出了它正常的工作量，所以久而久之，腸壁也就變厚了。腸壁變厚了以後，腸道內的空間也就變小了。因此，也就導致了腸道裡的東西，不能順暢地排洩出去，形成了更嚴重的堵塞。

所以說，如果說一個人的腸道很細，其實也就是說他的腸壁很厚，他腸道裡的空間小，同時也說明這個人的腸道已經堵的很嚴重了。那麼，基於這一點，即使是某個人每天排洩三次大便，假如這個人排洩出去的大便很細，他仍舊很有可能是便秘的。

我們該如何將憩室裡的垃圾清理掉呢？除了接受專業的調理之外，有效的方法就是採用「雙管齊下」調理法。所謂雙管齊下，指的就是一邊在飲食方面做出調整：多喝蔬果汁（蔬果汁裡含有豐富的酶，後面我們會對酶做詳細的講解），多吃流食類食物，少吃高脂肪的食物；另一方面就是要經常「灌腸」。我們都知道，宋美齡活到一百多歲，長壽的奧妙就是每天灌腸。包括現在很多政府高官，都在養成每天「灌腸」的好習慣。

那麼，說到這裡也許有人會問：「該怎麼樣『灌腸』？每天灌腸會不會對身體造成傷害呢？或者說會不會形成依賴呢？」

關於怎樣「灌腸」的問題，我們可以請教一些具有專業水準的老師，向他們獲取相關的知識。關於後面的兩個問題的答案是：只要對身體有好處的事情，就可以養成習慣，並且「灌腸」是不會影響到排洩的，也不會形成依賴。因為「灌腸」只是在清理大腸的部分，小腸的部分是不受到影響的，小腸會照常工作，整個腸道也是在正常工作的。

包括在《生命樂章》的課堂上，我們也會提醒學員們：儘管大家的腸道已經清理乾淨了。但是在接下來的時間裡，膽結石被我們清理出來之後，會順著腸道排洩出來，而在整個過程中，膽結石有可能一不小心堵到憩室裡面了。所以大家一定要持續「灌腸」三至七天。

另外，只是「灌腸」，還未必把憩室裡面的宿便和結石清理出來，這個時候，我們還有一個辦法，如果能夠持續堅持使用這個方法，就可以最大程度地將憩室裡的垃圾清理出來。這個方法是：用拳頭順時針按摩腹部。需要注意的是，在按摩過程中一定要順時針，並要用力。因為我們按摩的並不是腹部表面，而是裡面的腸道。

如果在按摩的過程中，你會感覺裡面的某一個地方很硬，並且按起來會很痛，那麼那裡很有可能就是宿便。這時，要用些力多按摩一會，不用擔心會把身體按壞，因為裡面都是腸道，是不會按受傷的。

當然，如果方便，最好能來到《生命樂章》的課堂上，按照我們的一整套的專業方法來進行調理，這樣會產生事半功倍的效果。當我們用各種方法將憩室消除之後，我們的大腸才會恢復到圓潤的狀態。此時，我們對這個系統的緩解才剛剛開始……

☆☆☆

因為涉及的知識還有很多，如果我們繼續這樣推導下去，還會講到呼吸方面、神經方面、泌尿方面、不孕不育，和骨骼以及皮膚等方面的很多問題，所以關於這個系統方面的知識，我們講到這裡就先告一段落。

那麼，不知道大家在了解這個系統的同時，有沒有發現到一個細節：那就是我們反覆都在提起一個字，那就是「堵」字。由於肝臟裡的膽結石過多，造成了膽管堵塞，由於膽管堵塞，造成了膽汁無法正常分泌到消化道裡，由於膽汁無法正常分泌到消化道裡，造成了吃下去的食物不能正常的消化，由於食物不能正常的消化，又造成了腸道的堵塞。結果，壺腹和胰臟也開始堵塞，然後是大腸的堵塞。這一系列的堵塞，造成了我們人體的整個「循環系統」處於「癱瘓」的狀態，在這樣的情況下，又導致了淋巴、血液等方面的健康問題。最後血液循環到肝臟裡之後，便形成了更多的膽結石，開始了又一輪的惡性循環。

然後，在這個循環的過程中，肝臟、膽囊、腸道、胃、胰臟等器官，全部都會因此而受到危害，包括淋巴系統、血液、心臟、皮膚、骨骼等等，全都與此有著密不可分的關係。

所以說，如果我們能夠真正認識到這其中的智慧，我們便能夠在日常生活中、飲食習慣中主動做出調整，以另外一種態度來對待自己的身體——我的身體的是借來住的，我要輕盈地使用我的身體，我要愛護我的身體，我要為自己的身體負起責任……。而當我們做出這種轉變的時候，我們就可以保持身體的通暢，最大程度地杜絕各種慢性疾病的發生。

第十三樂章 溫度決定「生死」

氣溫、食溫、體溫，是構成人體健康的關鍵。

溫度究竟能為身體帶來多大的影響呢？在公佈答案之前，我們先來聽一聽楊中武老師的親人經歷。

一九七二年的七月十一號凌晨，媽媽正在和哥哥、姐姐在院子裡的石磨前磨豆腐。突然，媽媽感覺到肚子很痛，她意識到自己好像是要分娩了。於是，她趕緊讓哥哥在豬欄裡鋪上了稻草。接著，媽媽故意找理由讓哥哥和姐姐離開了，然後她一個人來到了豬欄裡，生下了我。

我來到這個世界時，並沒有像大部分嬰兒一樣，立刻投入溫暖的懷抱，因為媽媽在分娩我的過程中，用盡了全身的氣力，結果在我出生的那一刻，她疲勞過度昏睡了過去。就這樣，我在冷風中一絲不掛地凍了一個多小時，才等來了接生婆。

雖然很幸運地活了下來，但是我的身體情況卻非常糟糕。從我有記憶的那一天起，給我留下最深印象的，就是我總是會莫名其妙地發高燒、流鼻血。為了看好我的病，媽媽則帶著我到處求醫問藥，可是每次都是失望而歸。

記得在我六歲的時候，有一次，媽媽帶帶著我去一名醫生那裡看病：「醫生，這孩子不會一直這樣瘸下去吧？」長期的疾病，給我的身體造成了嚴重的傷害，我的手和腳都在一定程度上，出現了變形的狀況，已經不能像正常人一樣走路了。

面對媽媽的提問，醫生沉默了，他什麼也沒有說，只是失望地搖著頭……

「因為出生時沒有得到任何保暖措施的保護，小時候的我身體非常虛弱。」楊中武老師說：「表現的最明顯的是，只要溫度稍微發生變化，我就會感冒、發高燒。而且還會流鼻血；一流就是二三十分鐘，止都止不住。最有代表性的事例是：在我小的時候，媽媽會把我蓋的被子拿到室外去曬。幾乎每次我蓋上了曬過的被子之後，半夜都會突然流鼻血。後來，當我了解了溫度與身體之間的關係後，我才明白，之所以會發生這種事情，是因為我的人體基礎體溫太低了，在蓋上留有陽光熱量的被子後，身體會很不適應，所以才會感冒、發高燒、流鼻血。」

另外一段經歷：

在我十幾歲的時候，每逢夏季，都會到離家不遠的水塘裡去游泳。一開始，我是跟著表哥學習游泳的。表哥在教我游泳的過程中，每次下水之前，都會讓我先弄些水把身體慢慢淋濕，然後再下水。我很奇怪，不知道這和學習游泳有什麼關係，就問表哥為什麼要這樣做。面對我的提問，表哥也回答不上來，因為他也不知道為什麼要這樣做，他只是在延續別人教他游泳時要做的動作。

後來，有一次，表哥不在，我就一個人跑到了水塘邊，三下五除二脫光了衣服，「撲通」一聲跳進了水裡。當我落入水裡那一刻，我的一條腿突然開始抽筋。這時，我的心理充滿了恐懼，我緊張極了，使盡全身的力氣用手拍打水面……，終於，不遠處的一個大哥看到了我，立刻跑了過來，救了我的命。

被救上岸之後，大哥問我怎麼了，我喘著粗氣回答他，說：「腿……腿……這條腿抽筋了……」我的話沒說完，大哥立刻用手抓住了我的大拇腳趾，用力一拉……，結果馬上就好了。我非常好奇，問大哥為什麼他一拉我的大拇腳趾，我就不抽筋了。大哥回答說：「我也不知道，我只是看到其他人都是這樣做的。」

為什麼在下水之前要將身體淋濕？為什麼腿會突然抽筋？在經歷了這兩件事情之後的很長一段時間裡，我都想不清楚這個兩個問題。」楊中武老師說：「後來，我才明白，原來，溫度的變化會直接決定人的『生死』。」

大家有沒有這樣的經歷：當天氣一天天冷起來的時候，我們的身體並不會感覺到不適應。但是，有一天，天氣開始突然降溫，我們的身體就會感覺到不舒服。這究竟是為什麼呢？

從外在溫度給人體帶來影響的角度來看，當我們突然進入一個低於自身體溫很多的環境當中後，我們的身體會很快做出反應：行動緩慢、打冷顫、抽筋……，而在這些反應的背後則是：溫度突然下降，會導致肌肉收縮、血管收縮，血管收縮了之後，氣血就會不通暢，血液循環也會受阻，同時就會造成一些人血壓過高，或過低。

另外，前面我們曾談起過，人體的百分之七十是由水構成的。那麼，從自然規律的角度來說，當溫度到達一定高度的的時候，水會呈現氣態，而在一般的溫度下，水會呈現液態，而當溫度低於零度的時候，水就會呈現固態。那麼，從某種意義上來說，當人體的基礎溫度低於正常體溫的時候，人體裡流動的液體會不會「凝固」呢？

所以說，為什麼很多小孩生下來之後體質很差，很容易就發燒、感冒，這其中很大一部分原因，是因為在小孩子出生時，外面的溫度與子宮裡的溫度相差太大，造成了孩子的基礎體溫偏低，再加上家長平時不注意給孩子保暖，結果才導致後續的一系列的健康問題的發生。

包括在我們吃東西的時候，也會因為改變了體內的溫度，而對健康造成影響。比如說，在炎熱的夏天裡，當我們將一大口冰淇淋吃下去的時候，我們會感覺到很舒服，但是我們的胃此時卻忍受著煎熬。試想一下，如果將我們突然扔進零度以下的冰水裡，我們的反應會是怎樣的呢？我們也許會立刻渾身抽筋，而被冰水刺激的胃，同樣也會有這種反應，它也會抽筋。

還有，如果我們吃了很多脂肪，胃裡面就會有很多油脂，而當我們將冰冷的食物吃進胃裡之後，這些油脂就會在一定程度上形成固體，這樣一來，就會給我們的消化系統增加負擔，同時也就是在對身體造成傷害。

除此之外，溫度還會影響身體物質（氣態、液態、固態）的轉化，影響血液的品質。因為溫度高，體內的液體就會呈現液態；溫度低，體內的液體就會呈現固態。比如說，我們吃入體內的油（尤其是動物油），溫度高時呈現的是液態，溫度低時呈現的是固態。此時就容易在血管裡形成栓塞。所以說，改變吃油的品種，比如說吃豬油、花生油、橄欖油，對患有心腦血管疾病的人的影響是完全不一樣的。

一直對植物非常感興趣的我，特別喜歡植樹。對此研究的多了，我也從中找到了一些門道。後來，當我投身於《紅楓園》、《生命樂章》之後，我發現，其實人體的健康和植物的健康的智慧，有很多地方都是相通的。比如在溫度方面：夏天種樹，我們要保持樹的水分代謝的平衡，要為樹遮陰，樹幹上要穿上棉衣，然後往棉衣澆水，還要把水管放在樹幹上面，讓水一滴滴的滴到樹幹上，甚至還會把整棵樹上面裝上噴霧，最大程度減少水分的散發，保持這棵樹水分代謝的平衡。

那麼同樣，冬天種樹，溫度的平衡比水分的平衡更重要。因為如果水分很多，溫度過低，水有可能就會被凍住，形成固體。尤其是北方，到了冬天，我們會發現路邊的樹的樹根上都被塗成了白色。這樣做的目的，是白色可以反射掉陽光，同時在夜晚的時候，可以多吸收吸收一些月光，這樣一來，晝夜溫差就會減少，樹裡面固態轉化液態和液態轉化固態的工作量就會減少，所以樹也就更容易活下來。

楊中武老師說：「溫度變化的速度越快，人的抵抗力就越弱；溫度變化速度越快，人就越容易生病。」無論是植物或人的健康，都與溫度的掌控有著非常重要的關係。透過掌控溫度，植物可以更好的生長。透過掌控溫度，人同樣也可以變得更加健康。如我們前面講到的，如果我們能盡量讓體溫保持平衡，無論對我們皮膚、骨骼還是腸胃以及體內液體的流通，都會產生積極的作用。因此，我們整個人才會變得更加健康，更加有活力！

我們可以從三個方面來保持人體溫度的平衡：

一、氣溫

無論春夏秋冬，都要盡量讓自己的體溫保持正常的溫度。冬天多穿衣服，夏天少吹空調。

二、食溫

吃下去的食物不能太涼，也不能太熱，最好保持與體溫一致的溫度。更需要注意的是，冷熱混合著吃，這會給腸胃造成非常大的傷害。

三、體溫

有些人的基礎體溫偏高，有些人的基礎體溫偏低。不同的人要注意的是，千萬不能在不了解自己身體的情況下，吃寒性或火性的食物。尤其長期食用，等於是雪上加霜。

第十四樂章　酶決定生命品質

酶是能量的載體，是腸道裡的清道夫，它可以讓身體的生化反應，加速到七到九倍。

在《生命樂章》的課堂上，楊中武老師將健康比喻成一座房子。人的身體相當於一座房子。房子需要支柱。健康的兩大柱子，一個是運動，一個是情緒。適當的運動，一天十五到三十分鐘的運動是比較適合的，而且不一定非要跑步，做其他的運動也是可以的。

運動會改變心情，當我們完全投入到運動當中的時候，我們的心是沒有任何雜念的。此時，我們不僅鍛鍊了自己的身體，同時也在調整我們的情緒，「淨化」我們的心靈，改變我們的心態。

房子的根基是睡眠。有人說：「正常人的睡眠時間在七至八個小時，可是為什麼我每天睡十幾個小時，還是感覺睡不醒呢？」睡眠時間長，不等於睡眠品質好。很多人特別能睡覺，躺在床上幾分鐘就可以入睡，但是當他們睡醒之後，卻沒有精力充沛的感覺，甚至會有「越睡越累」的感覺。相反，有些人每天只睡五至六個小時，但是他們的精神狀態卻非常好。除了外在環境的影響，面對這個問題，我們需要注意的是，在睡覺之前兩小時，最好不要吃過多的食物，尤其是那些不好消化的食物，比如肉類和黏性食物，在進入消化道後，最少需要兩個小時的時間，腸胃才能完成消化。

所以說，很多人睡眠品質不好，百分之八十是因為腸胃系統的問題。如果我們在睡覺兩小時之前吃了不好消化的食物，我們的腸、胃、肝等各項機能都還在工作，也就是說，其實我們的身體根本沒有得到正常休息，所以即使我們睡了很久，也不會有全身輕鬆的感覺。

因此，為了提高睡眠品質，我們可以讓我們的消化系統，在一段時間內停止消化，而最好的辦法就是盡量只吃液體食物。因為液體食物容易消化，可以減輕消化系統的工作量。

說到這裡，也許會有人問：「只吃液體食物人體，所需要的營養會不會不夠呢？」我們要做到的，不僅只是簡單地減少消化系統的工作量，我們要做到在減少消化系統工作量的同時，為人體提供充足的營養。

舉例來說，雖然喝水會減少消化系統的工作量，但是只是喝水，人體的能量是不夠的。那麼假如有一種類似於水的食物，既能減輕消化系統的工作量，又能補充人體所需要的營養，是不是就兩全其美了呢？

睡眠是基礎。門是生活節奏和孕育。窗戶是環境，即陽光、空氣、水。兩個屋頂，一個代表飲食，一個代表語言。人生是自我預言的實現，語言不恰當，房子會漏水。飲食不恰當，房子便會倒塌。下水道就是排洩系統。房頂上的天線是信仰，也就是我們之前講到的信念力和相信的力量。那麼，是誰將這座房子建造起來的呢？答案是：酶。

酶是我們人體生化反應的催化劑，是由蛋白質和胺基酸組成的，可以幫助人體完成最有品質的消化。我們都知道，不管多麼優質的食物，進入消化道以後，如果不能得到充分的消化，就不會產生更多的營養和能量，有可能只是進入消化道裡「旅遊」一圈就出來了，沒有產生任何價值。那麼，酶在其中就產生了非常重要的作用，它不僅可以推動消化，還能夠將消化道裡的死細胞、垃圾順便清理出去。

很多人都知道，益生菌可以讓腸道變得更加健康。那麼，大家知道益生菌在人的腸道裡，是怎樣一種狀態嗎？或者說它是如何讓腸道變的更加健康的嗎？

益生菌和人一樣，需要吃食物才可以活下來。而益生菌只吃一種食物，那就是益菌生。但是，益菌生並不只是益生菌的食物，它同樣是人體腸道裡其他壞菌的食物。也就是說，在人體的腸道裡，益菌和壞菌都需要吃東西才能活下來，而他們共同的食物就是益菌生。

問題的關鍵是，益菌生是一種「沒有主見」的菌，它不會只給益菌吃，也不會只給壞菌吃，它是根據兩方「強大」的程度來做出判斷的。也就是說，當腸道裡的益菌多的時候，益生菌就會站在益菌的一方，供益菌食用，而當腸道裡的壞菌占上風的時候，益菌生就會搖身一變，向壞菌靠攏，成了壞菌的食物。

如果想要讓腸道裡面的益生菌增多，就要為益生菌準備更多的食物，可是遺憾的是，很多人並不了解這一點，因此他們的飲食結構，只是滿足了自己的需求，而忽略了體內益生菌的需求。益生菌沒有了食物，它的繁殖量就會減少，繁殖量減少了之後，它自然也就占在了下風。而這時，益菌生就開始向壞菌一方靠攏，最終的結果，就是腸道裡的壞菌越來越多，益菌越來越少。所以說，如果我們想要讓腸道裡的益菌越來越多，最好的方法，就是讓益生菌和益菌生同時具備。

說到這裡，一定有人會問：「益菌生是什麼？既然益菌生這麼重要，我們該如何補充它呢？」

益菌生有兩大類。舉例來說，很多女士都知道，平時喝一些紅糖水，會對身體有好處。尤其對於那些體寒的人，喝紅糖水是很有益的。其實，紅糖恰恰是最早出現的益生菌需要吃的東西。但不足之處在於，紅糖裡面的成分，同樣也是人體所需要的。也就是說，同樣的食物，要分成兩份供人體和益生菌食用，並且人體需要的是一大部分。另外，紅糖食用多了，會導致血糖上升，會對身體造成傷害。所以，食用紅糖是不能根本解決問題的。

第二類是多醣。多醣主要存在於我們平時食用的食物當中。這種醣人體不會消化吸收它，所以這個時候，益生菌就可以大量飲用和使用它。還有，在人的食物當中，纖維素是益生菌要吃的，而所有的葷食類和脂肪類裡的蛋白質和脂肪，都是壞菌要吃的。所以，很多人食用大量的肉之後，在腸道裡腐爛，是因為他腸道裡的壞菌太多了。相反，如果我們多吃素，多為益菌生提供食物，它就會大量繁殖，同時，腸道裡的食物會處於發酵狀態，在這種狀態下，消化和吸收都會變得更好，排洩出來的大便往往是綠棕色的，是沉於水底或浮在水中間的。而當腸道裡動物脂肪攝入量比較多的時候，腸道裡的食物會處於腐爛狀態，在這種狀態下，排洩出來的大便色是偏黑色、浮在水面上的。

也可以說，只要我們多補充酶，就是在多生產益生菌。

酶是可以透過飲食來攝取的。動物或植物中都含有酶。與動物相比，植物中含酶的種類和數量更多，如人參、冬蟲夏草、嫩芽類的植物，以及新鮮的應季水果和蔬菜中，都含有豐富的酶。需要注意的是，酶是無法在高溫下生存的。當溫度超過五十度的時候，酶就會失去活性。所以平時我們可以盡量吃一些生的食物，比如生的花生米、核桃之類的乾果，對我們的身體健康是很有幫助的。另外，可以多吃一些水果，並且盡量多吃七分熟的，因為七分熟的水果中，含酶量是最高的。

盡量不要吃那些經過高溫烹製的食物，比如說油炸食品和燒烤食品，最好不要吃。因為經過高溫烹製過的食物，不但會流失營養，還會產生很多對身體造成傷害的物質。還有，在飲食習慣上，我們要注意，應該先吃水果、蔬菜，然後再吃主食。在這裡，需要提醒一下媽媽們，在小孩子開始學著吃飯時，應該幫助他養成這個好習慣。可以在小孩子吃飯時，將水果和蔬菜放在飯的上面，用碗盛給他們吃。如果能夠堅持這樣做，孩子長大以後，在吃飯的時候，自然也就會先吃水果、蔬菜再吃主食了。

我們說，人如電腦。軟體裝多了，硬體的運行速度就會變慢，電腦就容易死機。此時，為了讓電腦恢復正常，人們便選擇將那些用不到的或者是不經常用的軟體卸載掉。而我們這裡談到的酶，所產生的作用，就是「卸載」人體裡的垃圾、維護消化系統運行速度，保護身體健康的。

最後，再向大家揭秘一個祕密：當一個人年輕的時候，身體狀態很棒的時候，他身體的酶的活性和品質會非常好；當一個人老了或者身體狀態不好的時候，他體內的酶的活性和品質就比較差。換句話說，一個人的體內的酶越多，他就越顯得年輕；體內的酶越少，就越顯得蒼老。

下 篇

身心同修

健康如天平，兩端同重，方能平衡。

在這一篇中，你將完全地讀懂健康的真諦。

毫無疑問，人是由心靈和身體內外兩部分組成的。然而，能夠真正認識並感受到這一點的人並不多。這也是為什麼有越來越多的人失去健康，甚至提前結束生命的原因所在。

第十五樂章　分別心是痛苦的最大根源

當你不去分辨好與壞的時候，就是幸福來臨的時候。

美國最富盛名的心理諮詢專家露易絲．海指出：醫患之間，彷彿下意識地締結了一種不成文的約定：如果患者假裝按醫囑進行治療，醫生不必治療病人。另外，根據這個約定，一方必須支付費用，另一方則被視為權威……最後，雙方皆大歡喜。真正的治癒關乎身體、心智和靈魂。我們治好了病，卻不深究圍繞該病的情感和精神問題，那麼這種病遲早會復發。

《愛你的疾病》的作者約翰．哈林森博士認為，很多人去醫院看病，只是為了讓自己的急性症狀得到緩解——這樣他們便能與疾病「和平共處」。

你有想過自己為什麼會生病嗎？

你有沒有思考過除了求醫問藥之外，自己為健康做了哪些努力？

其實，最根本的治癒能力，早就已經存在於我們體內了。只是我們還沒有發現後者是被壓抑住了而已。同樣的，因為人們不了解這其中的智慧，反而一次次將這種能力引向了消極的一面，讓它由健康的守護神，變成了疾病的宣導者。

大多數謝頂的人，不願意談論關於頭髮的問題，也許還會帶上假髮和帽子，來避開因此而為自己帶來的「煩惱」。當然，如果是處於對他人的一種尊重，這樣做是妥當的。但是，如果是在無法接受事實的情況下，而採取的任何「補救措施」，則往往會造成問題的惡化，使那些原本可以康復的疾病，變得更加難以治療。

在《生命樂章》的課堂上，楊中武老師對學員們說：

我們全體學員，在課堂上可以一起食用一鍋粥。並且，即使是剩下了鍋底部分，大家也會以喜悅的心情來享用。那麼現在我們試想一下，同樣是這鍋粥，同樣是這些人，只是換一個地點，來到了機場的夥計大廳內，我們還會以同樣的心態來食用這鍋粥嗎？

小時候的我活潑好動，喜歡嘗試新鮮的事物。記得當時我經常做的一件事情，就是串門。因此，街坊四鄰對我也特別熟悉，大家也都非常喜歡我，只要趕上吃飯的時間，鄰居們都會高興地對我說：「來，小中武，一起吃一點。」就這樣，很長一段時間裡，我就是這樣東家吃一口、西家吃一口，吃著「百家飯」成長的。

長大成人、有了自己的事業後，一次，在杭州西湖旁的一家酒樓用餐時，為了拿掉自己的分別心，我從樓上一直「吃」到了樓下；每到一桌前，我都會笑臉相迎，對正在用餐的朋友說：「你們點的這道菜看上去很好吃，我可以嚐一口嗎？」當我懷著一顆感恩的心，去做完這件事情的時候，我的內心當中收穫了極大的快樂，我感覺到一切都是那麼的和諧、融洽，大家就像一家人一樣，共同分享著彼此內心當中的快樂與喜悅。

人們為什麼會煩惱？答案其實非常簡單。因為分別心太強了。「這是好的還是壞的？」當一個人不停地向自己提問的時候，煩惱就會無止境地湧入到他的生命當中。包括生活、工作、健康等等，都會因此而陷入痛苦的沼澤之中。

有這樣一個故事：

有一對姐妹，在年輕的時候分開，妹妹嫁到了國外，姐姐留在和國內。因為距離的太遠、工作很忙，在姐姐的兩個孩子結婚時，妹妹都沒能趕回來慶祝。終於，在二〇一一年的春節，妹妹回到了國內。

妹妹懷著激動的心情，推開了姐姐家的門……，姐妹倆多年不見，有說不完的話。

妹妹問姐姐：「姐姐，我的外甥結婚的時候我沒有趕回來，他現在生活的幸福嗎？」

姐姐鬱悶的回答說：「唉！你不提這個還好，一提這個我就生氣。我的這個兒子呀，真是娶了一個這個世界上最懶惰的媳婦，衛生間不打掃，飯也不做，每天早上，還要我兒子把早飯端給她吃！」

妹妹聽了後很同情姐姐，她接著問姐姐：「姐姐，我的外甥女過得怎麼樣，她生活的幸福嗎？」

姐姐興奮地回答說：「哈哈！一想到這個我就高興的不得了，我的女兒嫁給了一個這個世界上最優秀的男人，她每天什麼事情都不用做，連衛生間都不用打掃，就連早飯，都是我那個女婿端給她吃！」

同樣的事情，放在兒子身上是痛苦，放到女兒身上卻成為了幸福。是什麼在促成了這一切的發生呢？答案是「分別心」。

想一想，很多時候，在你被一件事情折磨的焦頭爛額的時候，你有沒有情不自禁地問自己：「這是好的還是壞的？」如果我們能夠將分別心拿掉，是不是生活的每個方面都會好很多呢？

「一念天堂，一念地獄。」痛苦就是快樂，煩惱就是幸福。問題的關鍵是你會以怎樣的一種心態，去面對人生中的每件事情。如果你總是對自己說：「這是壞的，這不是不好的。」那麼，它就真的成了「壞的」和「不好的」。並且，當不斷重複做這樣的確認的時候，你的心中就會產生擔心和恐懼，你會因此而承受更大的痛苦和折磨。

比如說，當一個人認為脫髮是一件壞事的時候，脫髮現象出現了以後，他就會感覺到煩惱。同時，他還會擔心是不是會繼續脫下去。接著，他的心中便會產生恐懼：「如果頭髮脫光了，該怎麼見人呀？」有時候，脫髮是身體在向我們發出警告：「你的作息時間不規律，你的壓力太大了，你需要作出調整……」這樣看，脫髮其實真的是一件好事。因為它可以讓人們更加愛護自己的身體，變得更加健康。

同樣的事情，幾乎在人生中的各方面都有發生，可其中的道理是一樣的。很多人認為癌症是壞的、腫瘤是壞的、帕金森是壞的、失眠是壞的、胃痛是壞的、長痘痘是壞的……，所有的一切的發生，當我們認為它是壞的時候，我們就遵循了這種規律，為自己增添了煩惱和痛苦。反之，我們將收穫快樂和幸福。

那麼，我該如何拿掉分別心，贏得幸福、快樂與健康呢？關於這一點，楊中武老師曾與我們分享他的故事：

我的恩師，現在我認她為乾媽。乾媽訓練了三百多個弟子。最後，我和一位乾姐姐非常有幸獲得了畢業的資格。為了讓我們這些弟子的心智更加成熟，乾媽為我們佈置了很多作業，包括赤腳走過火道等具有挑戰性的訓練。其中，令我印象深刻的是一個特別具有挑戰的訓練，也正是因為通過這項訓練，我才得以畢業出師。

乾媽讓所有的弟子到墓地裡過夜，並且是一連七天。當聽到這個消息後，我的第一反應是：「天啊！到墓地裡去過夜，要是遇到那些『不好的東西』，不就完蛋了嗎（注意：此時，我認為墓地裡的『東西』是『壞的』，我很擔心，所以我從內心拒絕這件事情）！」

但是，為了戰勝自己，我還是接受了這次訓練。我一個人來到了墓地，當天晚上，我整個人都快被嚇瘋了，於是堅持了沒多久我就放棄了（注意：此時，受前面想法的影響，我的心理充滿了恐懼，並且我非常痛苦）。

我沒有就此放棄，第二天晚上，我再次來到了墓地裡。而在來的路上，我發現通往墓地的那條土路坑坑窪窪，很不好走。於是我找到了乾媽，和她說我拿些錢出來，把通往墓地的那條路修成水泥路。

當我完成了這件事情以後，我發現我的思想發生了改變。我不再認為墓地會有「壞東西」，一切都是好的。由此，我不再擔心、恐懼。並且每次在我走在那條通往墓地的路上的時候，我的內心是那麼的平靜，我的世界充滿和愛和感恩……

發生在我們生命中的每件事情都是好事情，不要去壓抑它，更不要去否定它，要完完全全地接納它，並且感恩它。如果我們能夠始終以這種心態去面對人生，我們的生命中將再也不會有煩惱、擔心和恐懼。給自己些時間，找個安靜的地方坐下來，認認真真地問自己：「你究竟因為什麼而恐懼？你究竟因為什麼而煩惱？那些發生在你身上的事情，真的是『壞的』嗎？」當你將第三個問題想清楚的時候，就是開悟的時候。你再也不會去分辨好與壞、對與錯，你將完完全全地、發自內心地去感恩發生在生命的所有事情。因為你知道，所有的一切，都是在幫助你變的更加勇敢、自信、快樂、健康和幸福！

第十六樂章　找到屬於自己的健康之路

記憶＋感受＋情緒＋磁場＋環境＋經歷＋遺傳＋能量＋訊息＝心靈垃圾。

在前文我們談起過，我們從小到大受到的暗示：我們所說的話、我們的行為，都是一種指令。話句話說，大多數人的行為，是受自己大腦裡的記憶支配的。從小到大接觸到的事物，有什麼樣的經歷，接受什麼樣的教育，學會了哪些知識……記憶越多，思維就越多、越敏捷，同時障礙也可能會越多。

我們先一起來了解一下下面這個案例：

一次，我到海南三亞去學習。在課堂上，有一個環節：突破自己。一位學員走上講台之後，始終無法做到這一點。老師對他做了很多方面的引導，但是最終還是沒能讓他開口。

看的出來，當時這個學員是非常痛苦的，他在台上的表現極為煩躁，他的內心是糾結的，他很想突破自己，很想將那些壓抑在心裡多年的不愉快一吐為快，但是他就是張不開嘴。

台下的所有人都注視著這位學員，這讓他感覺到更加的緊張和不安，眼神中開始流露出逃避和恐懼。

大家都很奇怪，這個學員是做直銷工作的，平時應該比較善於溝通，為什麼在走上講台那一刻，突然間整個人凝結住了呢？

這時，老師讓我來輔導這個學員，幫助他突破自己。

我來到了這位學員的身邊，感覺到他身上有一股力量，這種力量源於他的內心，它就像一面厚厚的牆一樣，將這位學員與在場的所有人隔開。這位學員完全活在他的「世界」裡，換句話說，他完全活在過去的記憶裡。他認為只有賺到了大把大把的鈔票，才是成功的，有錢就是大富。而和在場的所有人相比，他顯然覺得自己是「一文不值」的。因為他不但沒有賺到錢，反而欠下了一身的外債。因此，他覺得自己根本沒有辦法和在場的人「在一起」，自己和大家根本不是「一類人」。

如何將這面牆推倒，將是幫助這位學員完成突破的最大障礙。當我了解到他內心真實的想法之後，我開始對他進行輔導，我讓他對著台下的所有人，很成功地說自己不成功、很自信地說自己不自信、很勇敢地說自己不勇敢……

當他按照我說的做了以後，他開始一點點接納自己，當他逐漸接納自己之後，他的一些記憶開始被清除，接著他的思維了發生了改變，最後，他徹底推倒了擋在自己心中多年的牆，完完全全進入了當下。

回到當下之後，他整個人的狀態都發生了改變。他站在講台上，滔滔不絕地講了半個小時。他說自己一直都渴望成功，都想賺到很多的錢，但是他的這個願望一直都沒能得到實現，並且遭遇了很多打擊，他一直都很難過，當他看到周圍的人都比自己強的時候，他甚至會恨自己……

在場的所有人都被他的經歷所感動，人們開始紛紛奉獻自己的愛心，購買他的兩萬元產品，幫助他還高利貸。

很多人不成功、不快樂、不健康、不幸福，並不是因為他沒想法，而是因為他的想法太多。而當越來越多的想法在大腦裡出現之後，就會形成另外一種思維，以至於他在思想的海洋裡迷失自己，不知道自己該怎麼想、怎麼做、相信什麼才是對的，最後在糾結和掙扎中喪失希望。

我們要知道，出生是使命的開始，死亡是生命的完成，年齡是智慧的累積，疾病是身體的保衛戰。當一個人的使命沒有完成的時候，他的生命是不會結束的。而衰老是一種自然的規律。我們越是「抗衰老」，就會老的越快。而當我們開始接納衰老的時候，衰老的速度就會變慢。也就是說，我們要學會接受，當我們發自內心地去接受的時候，自然會健康、長壽。

楊中武老師曾與一位跳樓未成功、掉在樓下的水果棚上，撿回一條命的人對話。

楊中武老師問他，哪來的那麼大的勇氣，從上面跳下來。他回答說：「說實話，我都不知道自己哪來的勇氣，況且，平時我是懼高的。記得那天我想了好多問題，我越想越難過、越想越傷心、越想越害怕，後來我好像出現了某種幻覺，於是我就莫名其妙地從樓上跳了下來。」

我們暫且不去研究這些話是否完全真實。但是，有一點可以確定的是，那些對生活失去希望的人，幾乎都是有著種種不愉快的經歷。比如我們從新聞上看到某家企業的員工跳樓自殺了。這些人之所以會有如此極端的行為，和他們內心當中的想法，有非常大的關係。他們被周遭的環境壓抑的太久了，他們的心靈已經被過往的經歷和記憶填滿，這導致他們整個身心系統，處於癱瘓和崩潰的狀態，而隨著經歷和記憶的增加，他們最終將走向絕望。

會使用電腦的人都知道，在所有的操作鍵當中，最重要的是「刪除鍵」。想像一下，如果刪除鍵失靈了，電腦會變得怎樣？有用的和沒用的；曾經用得上、現在不需要的軟體越積越多。電腦的運行速度越來越慢。直到有一天，電腦裡的「垃圾」實在是太多了，最後整個系統崩潰，電腦也沒有辦法繼續工作了。

那麼，為了讓我們的身心更加健康，可以盡量在沒有太多負擔的情況下「工作」，我們是不是也應該對自己大腦裡的思想，進行清理和刪除呢？

佛陀在《般若波羅蜜多心經》中說：「色即是空，空即是色。」所謂「空」就是什麼都沒有，是「無」的狀態。當一個人達到這種狀態的時候，他便是開悟的。換句話說，如果一個人不被大腦裡的記憶所影響，那麼他的人一定是快樂的、健康的、幸福的。為什麼動物要比人類快樂，根本原因也是這個道理：因為它們的思想沒有人類複雜，它們更容易活在當下。

所以說，當我們懂得了這些隱藏在疾病背後的智慧之後。我們會明白，疾病其實是身體保衛戰，而我們需要找到一條屬於自己的健康之路。把大腦裡的記憶刪除一些，少一些思維、少一些情緒、多一些靈感，我們就會多一份幸福、健康、長壽和富有。

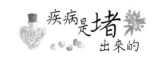

第十七樂章　愛上生命的不完美

我們可以去改變我們所能改變的，同時我們可以接受我們所不能改變的。

楊中武老師說：「每一個人都不是完美的。但是當一個人完全接受自己的時候，他就完美了。因為他改變了對完美的看法，改變了對完美的標準。」

下面，我們來一起跟隨楊中武老師與學員的對話，走進自己的內心，找到屬於自己的那份健康、快樂與幸福。

學員：

我想起的是我的媽媽和爸爸。我曾經誤會了我的爸爸十多年。現在自己為人母，經歷了人生的一些挫折，讀懂了很多道理。我媽媽年紀大了，爸爸病的很重。現在我媽媽照顧我病重的爸爸。我回去一次只是拿些錢給他們。我真的很傷心，我已人到中年，才明白這些道理。我想如果我能早些明白這些道理，我會生活的很輕鬆，我會活得很幸福。

楊中武老師：

你不是一個人，大家都在支持你。很多時候，你並不孤獨，因為很多人都和你在一起。你要相信，你好了，他們就會好起來。因為健康是信心的傳遞、情緒的轉移、能量的流動。

你的生命是美好的，你將收穫你想要得到的一切。你要對自己說：

父親、母親、孩子啊！從創世之初到現在，如果我的家人、親友、祖先及我個人，在思想、言語、行為或行動上，曾觸犯過你和你的家人、親友或祖先，那麼，我們請求得到你們的寬恕，讓這種清理，淨化和釋放消除所有負面的記憶、阻礙、能量或振動，並把這些不需要的能量，轉換為純淨之光！

親愛的爸爸、媽媽，透過你們，生命降臨在我的身上。這是一份很棒的禮物，就算這是你們所有能給我的，也已經足夠了。謝謝你們給我生命。你們就是最適合我的爸爸媽媽！

學員：

我曾想到過自殺。當時，我創業失敗，賠光了所有的錢，因為無法接受眼前所發生的一切，我每天都在折磨自己的身體。我打自己的耳光、用頭去撞玻璃……

我從一九九九年開始創業，拼搏了十年，仍舊一無所有。接著，我重新創業，在三年的時間內，我創辦了一家公司，擁有將近五十人的團隊，在行業裡也算小有名氣。

現在，我覺得我對不起自己，對不起自己的身體。我以後一定要好好珍惜自己的身體。

楊中武老師：

工作是我們生命的一大部分。在你做企業的時候，你要打造一家幸福的企業，要讓你的事業融入到你的生活中。如果你是部門的領導，你也應該打造出幸福、快樂的工作環境。這樣你才會生活、工作的很開心。因為這也是屬於你的生命。當你用這種心態去接受生活的時候，你會發現：原來生活可以這麼的開心。

現在，讓我們調整自己的狀態，按照下面的引導，完成一次心靈的洗禮。

現在開始，找到一塊空地，雙腳略微岔開地站立。然後，全身放鬆，雙眼平視前方，感覺到你的上身很輕，而你的下身是厚重而紮實的，尤其是你的雙腳，它們就像一塊厚厚的鋼板一樣，牢牢地緊貼在地上。

你開始想像，你身後是中國五千年優秀的傳統文化，是全世界獨一無二的傳統文化，是你的家族和我們整個民族的支援。這些厚重的傳統文化，將永遠是你的靠山。所以，你會感覺到那麼的安全、那麼的自信。

你感覺到，你的前面是一片坦途、錦繡的前程。你的頭頂著藍天、白雲。這時，你明顯地感覺到，你雙腳不斷地擴大，把你周圍的所有地面都收在你的腳掌地下。你感覺到自己變得越來越大，越來越有能量。而當你不斷的長高、長大之後，你的頭真的碰到了藍天、白雲，並且穿越了藍天、白雲，來到了宇宙。而這時，你腳下踩著的是整個地球，你站在地球弧線的點上，你腳底下的溫度可以影響整個地球。你充滿了能量。你吸收的是整個宇宙的能量。宇宙中的所有能量，全部融入你了的身體。

這個時候，當你帶著這種感覺，一步一步向前走的時候，你感覺你是那麼的踏實，你影響了周圍的整個環境，然而，你身體又是那麼的輕盈地行走著，就像踩在風上一樣。

你感覺到自己充滿了能量，無論你走到哪裡，你都會自然地擁有這份自信和能量。

在你行走的過程中，你感覺你腳底的湧泉穴，吸收著整個地球上的所有能量。無論你在爬山還是在走路，每走一步，每上一個台階，你都可以感受到你的腳底在吸收大地的能量。此刻，你感覺到自己充滿了信心，充滿了對人類的愛和奉獻，你一步步走上了一個大舞台，台下上萬名觀眾全場起立，給予你雷鳴般的掌聲。而此刻的你是那麼的坦然，那麼的充滿能量。你面帶微笑，用充滿愛的目光看著台下的所有人，你不用說話，就已經影響了全場的所有人。

你繼續前走。走著、走著，你感覺到自己越來越健康，越來越有活力。走著、走著，你走向了智慧的大門，每向前邁進一步，你都會感覺到你的智慧越來越多，每向前邁進一步，你都會感覺到你的人脈越來越廣，每向前邁進一步，你都會感覺到你的財富越來越多，每向前邁進一步，你都會感覺到你的家庭越來越和諧，每向前邁進一步，你都會感覺到你的家族越來越光芒，每向前邁進一步，你都會感覺到整個中華民族都會越來越有自信。

你完全感受到這份信心和能量，在你今後的生活和工作中，你會充滿了信心、充滿了希望。

你是健康的，你是長壽的、你是成功的。任何東西都無法影響你的這份信心和決心。

你目視著前方，露出發自內心的笑容。你走上了一個大舞台，站在全國十五億人民面前，面對著全世界的媒體……你對著全世界人高喊道：世界有我、沒我是不一樣的；世界有我、沒我是不一樣的；世界有我、沒我是不一樣的……

你目視著千萬人，繼續向前走，你每走一步，都會感覺到這份信心和能量在增加：世界有我、沒我是不一樣的；世界有我、沒我是不一樣的……

這時，你告訴自己：我是領袖，我排除了萬難，我確立了新的標準，我不斷的向前、向前、向前。現在，你就是這個聲音：我要相信，不要懷疑，我要健康，不要疾病，我要創造，不要回念，我就是向善的力量，我就是向上的力量！我是領袖，我排除了萬難，我確立了新的標準，我不斷的向前、向前、向前。現在，你就是這個聲音：我要相信，不要懷疑，我要健康，不要疾病，我要創造，不要回念，我就是向善的力量，我就是向上的力量……

健康是信心的傳遞、情緒的轉移、能量的流動。你必須完全相信自己是健康的、是幸福的、是充滿能量的，你才會收穫你想要的一切，你才可以將宇宙和一切的美好，吸引到你的生命中。

第二十樂章　健康列表

隨時隨地傳播愛與健康。

以下文章中，列出了關於如何愛護身體的健康常識。希望你可以將這些常識，實踐到自己的生活當中，並且將其養成一種習慣。

請牢記：健康和疾病都是細節的累積。

十法愛自己

1. 接納，不自責
2. 勇敢，停止恐懼
3. 耐心、細緻、不急躁

4. 善待自己

5. 欣賞、讚美自己

6. 幫助自己照顧自己

7. 愛自己的提升空間

8. 愛自己的身體

9. 對著鏡子說「我愛你」

10. 愛在當下，愛內在的小孩（童真）

「信」出健康

1. 你的潛意識是你身體的建造者和治癒者。

2. 讓潛意識相信健康：入睡和醒來之際，是潛意識與意識最接近的時刻，反覆向你的潛意識訴說具體的請求，你就能體驗到潛意識解決問題的神奇力量。

3. 心靈的思想就是心靈的信仰，而信仰的規律是心靈的規律。勿信有害的念頭，要相信潛意識深處的無限潛能，相信它的引領如同母親的懷抱一樣安全，這就是獲得身心健康的方法。

4.所謂的信仰，簡單地講，就是指你心靈所想之事和嘴上所講之話。信仰是你腦海中的一種想法，它能夠根據你的思考習慣，將潛意識能力分配到你生活中的各方面。

5.如果一個人心態開放，善於接受新鮮事物，那麼不論何時何地，潛意識中的無窮智慧，都會提供給他所需的一切知識，不斷激發他的思想和創意，最終引領著他走向一個妙不可言的真理世界。

6.我的身體和我的所有器官，都是由我潛意識中的無窮智慧創造的，它知道怎麼來為我療傷，它的智慧塑造了我所有的器官組織、肌肉和骨頭，我身體裡的這股強大力量，正在改變著我身體裡的每一個細胞，使我變得更加完善。

7.所有的治療過程，都依賴於一種確定的、正面的心理態度（信念）。

8.治療取決於這種自信的期待，它表現為一種強有力的心理暗示，作用於潛意識，從而釋放出治癒的無窮威力。

9.一定要記住，如果你真的想要治癒的力量，你必須先從信念上擁有它，信念

意味著意識和潛意識的交互作用，伴隨信念產生的是理解

「說」出健康

1.我看到、聽到、感覺到我成功！我健康！我充滿活力！我居住在一個安全、寧靜、喜悅和充滿愛的地方！

2.學會溝通基礎：語言的內容只占百分之七；語音語調占百分之三十八；肢體語言占百分之五十五。

3.用對詞語、說出健康，多使用以下詞語：

拓展　超越　同時

自然地　簡單地　輕鬆地

意識到　感覺到　留意到

越來越　太好了　非常好

不簡單　看得出來　那沒關係

一切都是最好的安排

我有價值、我健康、我佩得到
我愛自己、我允許自己成功
我想要的健康就在眼前
我健康並充滿了力量
我想要學習的各個方面就在眼前
我在合適的時間和空間，得到我所想要的一切
生命充滿了愛和各種樂趣
不論我去到哪兒，遇到的都是成功、健康與活力
我在改變、成長和健康
在我的世界裡，一切都是美好的
現在我全部是積極的思想，我釋放了所有消極的思想
我覺得改變很愉快
我一切順利
我追求未來、活在當下、擺脫過去

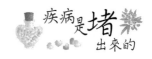

「站」出健康

1.正確的站姿是：應使頭背、臀和腳跟在一條直線上，兩肩在同一水平上，自然下垂，抬頭、挺胸、兩眼向（前）平視，腹部微向外斜，把全身重量落在兩腳的腳跟和外緣上。

2.兩眼平視，下頷稍內收，胸部挺起，腰背平直，小腿微收，兩腿直立，兩足距離與雙肩寬度相等。這樣整個骨盆會前傾，全身的重力均勻透過脊柱、骨盆傳向下肢至足，成為真正的「腳踏實地」。此時，人體的重力線正好通過腰椎及椎間盤後部，能有效地避免椎間盤再次突出。

「坐」出健康

1.坐、立、行涉及到脊柱、胸廓和四肢。脊柱原來是直的，由於人類學會坐、立、行，因適應頭部、胸廓等重心壓力，而形成三個生理性的彎曲。即：頸曲、胸曲、腰曲。這些生理性彎曲，隨著年齡成長而逐步鞏固。頸曲和胸曲約在七歲基本固定，而腰曲則在青春期才基本定型。在十四歲前，脊柱之間充滿軟骨，約五歲開始鈣化，大約二十歲左右脊柱才最後定型。

2.胸廓是由胸骨、肋骨、脊柱形成一個腔狀結構。很容易受外界影響而發生變形，影響內臟，影響健康。

3.正確的坐姿是：抬頭，兩眼正視前方，軀幹挺直，兩肩呈水準狀，軀幹與大腿垂直，兩小腿與地面垂直或向前伸，兩足平放地面，使膝關節後面的肌肉、血管、神經不受壓迫，坐時感到舒適而又不易產生疲勞的感覺。

「走」出健康

1.一九九二年世界衛生組織明確指出：世界上最好的運動是步行。

2.西醫之父希波克拉底曾說：「行走是人類最好的補藥。」

3.走路，對於任何人都可放心地進行，是有氧運動的入門方法。

4.正確的走姿是：為了維護身體的左右平衡，上身要保持端正姿勢，當右腳向前邁步時，左手同時向前擺動，身體重心向前移；當左腳向前邁步時，右手同時向前擺動，身體重心又向前移。如此反覆，兩腳腳尖應該指向前方，不要向裡勾或向外撇。

5.健走口訣：抬頭挺胸縮小腹，雙手微握放腰部，自然擺動肩放鬆，邁開腳步向前走。

6.快步走時間：最佳時間是下午三點到晚上九點

「睡」出健康

1.在睡眠期間，你的精神能夠得到及時補充和修復，對於一個愉悅而充滿活力的生命來說，充足的睡眠是必不可少的。

2.自我暗示＝向宇宙下訂單＝釋放

3.錄下自我暗示時說的話，並在睡前播放，這個辦法很有用，因為你是在聽自己的聲音。

4.錄下媽媽對你說的話。

5.保持七至八小時的睡眠，晚上十點前睡，肝臟可得到充分休息，容顏紅潤有光澤。

6. 定期從感性思維和日常生活瑣事中抽離出來，比如祈禱、冥想，也是一種睡眠。

7. 自我確認助眠：

❶看著床。

❷回想曾經睡的很深、很舒服的一次睡眠。

❸感受那次睡眠的姿態。

❹感受那次睡眠的環境。

❺聆聽那次睡眠的聲音。

❻感受那次睡眠的呼吸和體溫。

❼體會那次睡眠時身體肌肉的感覺。

❽完全體會到睡眠時的全部感覺後，試著結合到身上，反覆三次。

「吃」出健康

1. 多素少葷原則；少油少鹽原則；無劑無精原則。

2.以蔬菜水果為主，少肉食；吃粗糙的高能量食物，偏生食為主；少肉少蛋少煙酒，健康長壽到永久。

3.粗糙食物：水果、蔬菜；五穀雜糧：糙米、芥麥、燕麥、紅薯、小米、馬鈴薯、薏米，各種豆類。

4.抗癌食方：嫩芽、蔬菜、水果、蘆筍湯、麥芽等搾汁生吃，每日四杯。

5.一日三餐準時吃：早餐晨七點三十前；午餐十二點前；晚餐盡量早吃。

6.健康飲食加工方式優劣排序：生吃、涼拌、蒸、煮、燉。

7.少吃煎、炒、烘、醃製、油炸、烘烤食品

8.店食告知書：

❶先送點水果。

❷不放味精雞精。

❸少油少鹽或不油不鹽。

❹先上素菜，再上葷菜。

9.聯合國衛生組織公佈的十大垃圾食品

❶油炸類食品

1. 導致心血管病元兇（油炸澱粉）。

2. 含致癌物質。

3. 破壞維生素，使蛋白質變性。

❷醃製類食品

1. 導致高血壓、腎臟負擔過重，導致鼻咽癌

2. 影響黏膜系統

3. 易得潰瘍和發炎

❸加工類肉食品（肉乾、肉鬆、香腸等）

1. 含三大致癌物質之一：亞硝酸鹽（防腐和顯色作用）

2. 含大量防腐劑（加重肝臟負擔）

❹餅乾類食品（低溫烘烤和全麥餅乾不包括在內）

1. 食用香精和色素過多。

2. 嚴重破壞維生素。

3.熱量過多，營養成分低。

❺汽水、可樂類食品

1.含磷酸、碳酸，會帶走體內大量的鈣。

2.含糖量過高。

❻方便類食品（包括魚肉類和水果類）

1.鹽份過高，含防腐劑、香精（損肝）。

2.只有熱量，沒有營養。

❼罐頭類食品（包括魚肉類和水果類）

1.破壞維生素，使蛋白質變性。

2.熱量過多，營養成分低。

❽話梅蜜餞類食品（果脯）

1.含致癌物質亞硝酸鹽。

2.鹽份過高，含防腐劑、香精（損肝）。

❾冷凍甜品類食品（霜淇淋、冰棒和各種雪糕）

1. 含奶油極易發胖。
2. 含糖量過高。

❿烘烤類食品

1. 含大量三苯四丙吡（三大致癌物質之首），導致蛋白質炭化變性，提醒大家：一隻烤雞等於六十支香菸的菸焦油毒性。
2. 導致蛋白質炭化變性（加重腎臟、肝臟負擔）。

「喝」出健康

1. 人的身體百分之七十是由水組成的
2. 日飲八杯水。
3. 生飲好水，煮飲次水。
4. 活力酶代替酒，健康活力到永久。
5. 水是最好的藥，大量喝水，延緩器官衰老。
6. 喝酒要多喝有機黃酒，有機葡萄酒。

健康能量流失的九大管道

❶不自覺的肌肉緊繃

凡出現不自覺、不刻意的肌肉緊繃現象，都是身體能量流失的情況。覺察到以後要輕盈地使用身體。

❷所有的負面情緒

負面情緒是無法消除的。當負面情緒出現時，要立刻察覺，立刻接納，立刻轉化。

❸多餘的語言

語言要精準。長期堅持少說「我」和「不」，語言會變得精準而有力道。

❹尚未清理的心理創傷

從某個角度來看，心理創傷是清理不掉的。唯有接納和感恩，才能夠釋放一切，才能將其轉換成健康、財富的墊腳石。

❺白色的謊言

佛家五戒中最難戒的就是妄語戒，也就是撒謊。為自己的利益編造假象去矇騙他人，即是白色的謊言。

❻不受控制的妄念

過去一切即負擔，未來一切皆虛幻，現在是臨時的組合。多讀這這三句話，可以消除大腦裡的妄念。

❼不合理的生活習慣，過度使用身體

身體是我們借來住的，我們只有使用權，沒有擁有權。要輕盈的使用身體。

❽執著心做事

帶著目的而不執著於目的，是能量流失的管道之一。

❾「認同」

意見可以不同，沒必要因此不快。「認同」是不自信的表現，「認同」是膽怯的表現，「認同」是他欲的驅使。

（堵住這九條管道，並且維護好，你的能量就會越來越強，你就會發現你的精

力越來越充沛，所有的好人、好事會都被你吸引而來）

不重視健康，一定是痛苦不夠、代價不高，甚至是無知的表現

健康從停止傷害身體開始。

結語 回歸健康的第一階段

鄉親們奇蹟般地康復之後，一起找到了扁鵲。為了感謝扁鵲的救命之恩，大家讚譽扁鵲為「神醫」，並獻上了各式各樣的禮品。面對鄉親們厚重的「禮物」，扁鵲感到萬分激動，覺得自己真的受不起「神醫」二字。他說：「大家之所以稱我為神醫，有起死回生的能力，是因為大家的病重了，一般的醫生救不了你們了，結果，我把大家的病看好了，所以你們便覺得我的醫術高超。」

「你們也許還不知道，」扁鵲接著對相親們說，「我有兩個哥哥，他們的醫術遠超於我。」

鄉親們不相信扁鵲的話，紛紛向扁鵲提問：「你說你兩個哥哥的醫術比你高超，為什麼我們沒有聽說過他們呢？」

扁鵲回答說：「先來說我二哥。大家之所以沒有聽說過我二哥，是因為他不會看重病。但是他可以讓人們在不吃藥的情況下避免生病。因此，儘管很多人因為接受了他的調理而康復，但是大家並不會牢記他。」

「再來說我大哥。」扁鵲說：「大家之所以不知道我大哥，是因為我大哥根本不給人看病。但是他可以讓人不生病。他每天說說、笑笑，吃吃、喝喝，和他在一起的人受到他的影響，個個生活的開心、快樂，從來不生病。」

這個小故事很多人都聽說過，雖然內容各異，但所反映出來的道理是一致的：遠離疾病從關注健康開始。

扁鵲之所以被大家稱之為「神醫」，是因為他是「急性病醫生」。而二哥和大哥則是「慢性病和教大家預防疾病的醫生」。

我們將健康分為三個「階段」。第一個階段是「預」：「預」指預防，即透過改變生活、工作、飲食等習慣，來最大程度的避免疾病的發生。第二個階段是「治」：「治」指治療，即發現身體不適後，透過醫藥的治療來恢復健康。第三個階段為「救」：「救」指救命，即生命已經垂危，需要冒極大的奉獻來挽救生命。

從古代來到現代，由「鄉親們」變成我們，很多數人還是容易犯同樣的錯誤：自己的身體健康，已經到第二甚至是第三階段了，才開始重視健康、保護身體。並且，儘管他們不惜花大量的時間和金錢來挽救健康，但其結果卻並不理想。

捫心自問，今天的我們，是不是和古代的相親們一樣，更「重視」健康的第三階段呢？

只要我們去醫院看看，就可以找到答案。慢性病病房裡的患者們雖然很難過，但是偶爾他們還可以說說話、聊聊天，談談自己的康復情況。可再來到急性病病房和手術室門口，就沒那麼輕鬆了。包括病人家屬在內，一個個一臉惆悵、絕望，哭著、喊著說後悔當初沒有怎樣、怎樣。

如果有興趣，我們還可以到「預防醫院」看看，看看這裡的人面對健康的態度是怎樣的。你會發現：好多人在大口大口的吃肉，好多人在一杯一杯地喝酒，好多人在不停地吸菸，好多人在拚命地賺錢，好多人在透支著自己的身體，好多人在不停的抱怨著……

這裡很多人都沒有意識到，自己正在一步步地摧毀健康，直到他們來到了第二甚至是第三階段之後，才突然明白健康對自己來說是多麼的重要。

說實話，說這些只有一個目的，那就是衷心地希望大家能夠重視健康。包括《生命樂章》整本書，其實一直在幫助大家回歸健康的一階段：先讓我們的內在發生改變，從思想、信念做出調整，去真正地理解健康的奧秘。然後一步步將有益於我們健康的方法和生活習慣，貫穿到我們日常生活中的每一次行為當中，並以此來推開自我療癒的大門……

我們完全相信，當你讀懂這些智慧之後，你將會成為一個健康、長壽、富有，永遠幸福的人！

致謝

生命之所以精彩，是因為注入了很多希望。同理，把一件事情做好，也需要很多人的支援和幫助。作為《生命樂章》的創始人，我感到非常的幸運。倒不是因為成為了一位健康導師，而是能夠將更多的健康和幸福帶給大家。這也是讓我感到無比的喜悅和富足的地方。當然，如文章開頭所說，我今天所擁有的一切，都源於出現在我生命中的每一個人，如果說我算是有那麼一點成績的話，功勞也都是你們的。

因此，藉第一本書出版的機會，將內心的一份愛和感恩獻給你們。

感恩、感謝我的祖輩們。是你們的堅持，為我們這個家族留下來了寶貴的「遺產」，以至於我才有機會出生在中醫世家，從事這份偉大的職業。

感恩、感謝我的爸爸、媽媽。如果不是媽媽在爸爸強烈的反對下，不惜一切的堅持，也許我就沒有機會來到這個世界上了。當我出生以後，正是因為媽媽以無私的愛一直關懷著我，才讓我的生命得以延續下去。感恩爸爸。我永遠記得在我小的時候，爸爸帶著我一起掃雪，講抗美援朝的故事給我聽……，爸爸老一輩共產黨員身上的優良品質，深深地影響著我。

感恩、感謝我的親人們。一直以來，你們給予了中武最大的關心、支持和鼓勵。你們是我生命中最美的幸福。

感恩、感謝我的父老鄉親們。記得在我小時候，鄉親們是那麼的愛我、喜歡我。大家為我帶來無限的快樂和喜悅。

感恩、感謝出現在我生命中的每一個貴人。感恩之心，無以言表，如果沒有你們，就不會有中武的今天。

感恩、感謝乾媽。是您在我瀕臨絕望的時刻，治好了媽媽的病，並且讓我的生命變得更加精彩、有意義。

感恩、感謝我親愛的老師們。是你們將更多的智慧傳授予我，我才得以成長、進步，在人們健康上，發揮自己的一份力量。

感恩、感謝一一九期的所有學員。每當我看到你們又向健康邁進一步的時候，每當我看到你們將自己的父母、親人送到《生命樂章》課堂上的時候，我的內心充滿了感動，你們全都是負有愛和責任的人。《生命樂章》的大門將永遠向你們敞開。

感恩、感謝「紅楓園」的全體員工。正是因為你們不計任何回報的付出，「紅楓園」、《生命樂章》才得以為每一名學員提供最優質的服務，收穫愛與健康。

最後，感恩、感謝幫助我撰寫、出版運作這本書的心靈勵志作家韓娜，以及《尋找傳奇》工作組全體員工和中國社會出版社。因為有你們的付出，這本書才得以更加精彩、富有價值。在未來的日子裡，歡迎廣大讀者朋友到我的博客上坐坐（http://blog.sina.com.cn/shengmingyuezhangliaofa）我願意將更多的健康、快樂、財富帶給你。

衷心感謝！

愛！

喜悅！

楊中武

二〇一二年四月於杭州

出版者的話

在創作《生命樂章》的過程中，我多次受到楊中武老師的邀請，到課程現場零距離體會「自我療癒」的偉大的智慧。而在這過程中，我不僅收穫了長久的健康，對「使命」二字也有了更加深刻的理解。

我們經常會聽到、看到一些故事。一個人因為在過往的人生經歷中，受到某件事情的影響，立下宏願，就此開始了他那堅定的人生之路。比如，因為看到國家被外寇侵略，一些人立志保衛國家，最終他們成為了衛國英雄；因為生活在暴力當中，一些人立志與暴力抗爭到底，最終他們成為了和平使者；因為親人被強盜殺害，一些人立志用一生的時間打擊罪犯，最終他們成為了最受人尊敬的員警……

從這些震撼心靈的故事當中，我們不難發現故事中的主角身上，都具有一種能量。這種能量讓他們變得更加勇敢、堅定、自信，並且負有崇高的愛與責任；這種能量讓他們在一次次困難與挫折中重生；這種能量讓他們永不放棄；這種能量讓他們願意付出一生的時間，做一件事情……

楊中武老師是《尋找傳奇》創作計畫中的第四位「傳奇人物」。在他身上，我又一次感受到了這種能量的存在。和那些「傳奇人物」一樣，楊中武老師完全是以使命在做事。他內心當中的那份愛和能量，來自於他過去的種種經歷，以及對中國人民未來健康的責任。

所以說，能夠在這份令人熱血沸騰的事業當中，付出自己的一點點努力，幫助楊中武老師將他的智慧，以書籍的方式傳遍中國，我感到非常的興奮。並且，由於我是這本的「第一受益者」，我也完全相信，當你將這本書認認真真地閱讀完以後，用心去理解其中的智慧，你人生的每個方面，都將發生不可思議的改變。你會變得健康、喜悅、富足、美麗……

韓娜

資深出版人

心靈勵志作家

二〇一二年四月於北京

國家圖書館出版品預行編目資料

身心同修：疾病是堵出來的／楊中武, 韓謹鴿著. --
1 版. -- 新北市：華夏出版有限公司, 2023.03
面； 公分. -- （Sunny 文庫；164）
ISBN 978-986-0799-04-0（平裝）
1.心靈療法 2.身心關係

418.98 110009047

Sunny 文庫 164
身心同修：疾病是堵出來的

著 作 楊中武 韓謹鴿
印 刷 百通科技股份有限公司
電話：02-86926066 傳真：02-86926016
出 版 華夏出版有限公司
220 新北市板橋區縣民大道 3 段 93 巷 30 弄 25 號 1 樓
電話：02-32343788 傳真：02-22234544
E-mail： pftwsdom@ms7.hinet.net
劃撥帳號 19508658 水星文化事業出版社
總 經 銷 貿騰發賣股份有限公司
新北市 235 中和區立德街 136 號 6 樓
電話：02-82275988 傳真：02-82275989
網址：www.namode.com
版 次 2023 年 3 月 1 版
特 價 新台幣 280 元（缺頁或破損的書，請寄回更換）

ISBN： 978-986-0799-04-0